《精神医学重要文献シリーズ Heritage》

井村恒郎

失語症論

みすず書房

目次

失語症論

失語症

1　失語症の概念――その研究史

失語症は、脳のある領域――言語領域――に損傷をうけた者があらわす症状群（symptom complex）である。したがって失語症を研究する手順は、まず患者を臨床的に観察することからはじまり、最後にはその脳を解剖学的に検索することにおわる。しかしこの臨床的診断と解剖学的所見とのあいだには、両者をじかに照応するだけでは解明されない間隙がある。その間隙を埋めようとするためには、心理学、生理学、あるいは言語学の方法の助けを借りねばならない。いや、臨床的観察そのものは、多かれ少なかれ、これらの近接科学の知識から得た見方でみちびかれているものである。

1　二つの見方

失語症研究の歴史をかえりみると、二つの潮流が対立しつづけてきたようである。それは百年以上もまえに、脳の各部は同じ機能をもち代理しあうと主張したフルーラン（Flourens）に反対して、ブイヨウ（Bouillaud）が言葉を前頭脳の機能に帰したときからはじまるらしい。後者の局在論的傾向は、ダックス父子（M. Dax 1836; G. Dax 1836）の二世代にわたる資料蒐集の努力ののちに、「言葉を構音する能力の局在」と題した有名なブローカ（Broca）の報告（一八六一）[1]となって開花した。彼は左側の第三前頭回脚部の損傷を確認したのであるが、これが古典学派の隆盛をみる端緒になった。他方、おなじ時代に、ブローカとは関係なく、ジャクソン（Hughlings Jackson）が、やはり同種の「談話喪失」（loss of speech）の患者を観察しながら、ある意味では正反対の、力動的な見解を発表していた（一八六四―一八七四）[2]。彼の独創的な学説はながらくかえりみられなかったが、古典学説の改訂がさけばれた後年になって、はなばなしい復興をみるようになった。

2　古典学派

ブローカの業績は学界に画期的な影響をあたえ、古典的局在論の基礎をきずいたものであった。彼のみた談話喪失は、トルーソー（Trousseau）の提案によって失語症（aphasia）と名づけられるようになったが、そのトルーソーをはじめ二、三の学者が[3]、ほかの型の失語症のあることに注目していた。

が、それは、精神錯乱や聾から区別して、鮮明に病像を記述するのが難しかった。こういう型の失語症をとりあげ、ブローカのそれと対比しながら、当時の解剖生理学的立場から、大胆な説明をしたのが、ウェルニッケ（Wernicke）の著書『失語症状群』（一八七四）である。患者は、言葉を理解せず、意味のとおらぬ言葉をはなし、読み書きを誤るなどさまざまな症状を示していたが、ウェルニッケは、言葉を理解できないことを核心の症状とみなし、「感覚失語症」とよんだ。ブローカの失語症を「運動失語症」とみて、それと対照させたのである。(4) そして解剖により、病巣を——脳のある部位に限局した病的変化のこと——第一側頭回の後三分の一の部位に限定した。いわゆるウェルニッケ領域である。

ウェルニッケは、当時の脳病理学を支配しはじめていた要素的・局在的な立場から失語症状群を整理しようとくわだてた。それは、言葉のはたらきを、聴覚的要素や運動的要素その他に分解し、それを大脳のそれぞれ別の中枢に局在するものとし、中枢間の連合繊維によって連絡されているとみなした。連想心理学と大脳中枢論とを直結した、というよりは、連想心理学的な見方を大脳に投影した理論である。今日でこそ脳神話学とか脳モザイック論とか非難されているけれども、当時は、あらゆる精神現象を解剖学の立場から機械論的に説明する端緒となるかのように、あらたな展望をあたえたらしい。それは結局は失敗に帰したとしても、ひとつの作業仮説として、失語症の残された多くの事実の発見にみちびいたことはいなめない。

リヒトハイム（Lichtheim）は、要素的・局在的な見方をおしすすめ、失語症状群をこまかく分類する図式をかかげた。これはのちにウェルニッケ自身も採択したのであって、ウェルニッケ－リヒトハイムの図式として知られている。この分類は、純粋に理論的に演繹されたのであるが、ブローカ失語症やウェルニッケ失語症以外の失語症の存在を予言することもしたのである(5)。

最初のうちは、その予言が適中したかのように、ウェルニッケ－リヒトハイムの図式によっていろいろな失語症の型が記述されたが、実例の観察がかさねられていくうちに次第に疑いがもたれるようになった。第一に、病巣の局在は、「皮質」「皮質下」というふうに限定されないことがわかってきた。次に、理論的に演繹された失語症類型が事実と一致しないのみならず、独立した類型というよりは、「皮質性」失語症の不全型にすぎないか（バスチアン）、あるいは回復期の一過性の現象にすぎない（デジェリン）という見方が有力になってきた。またその以前にピートル（Pitres）の記述した健忘失語症は、ウェルニッケ－リヒトハイムの図式のうちに適当な位置をもたなかったし、この失語症の独自性についても論争が多かった。のみならず基本類型である「皮質性」の運動失語症と感覚失語症とを峻別することにも疑念がもたれていた。錯語、言語理解の障害、文字についての障害などの共通症状のあることは、すでに注意されていて、運動的要素と感覚的要素とを統合する「語概念」（Wortbegriff—独）が援用されたが、むしろ最初から単一の言語機能と、それに応ずる脳の単一の言語領域を想定する傾向があらわれてきた(6)。

3　失語症論の再検討――全体論と器具論

古典学派のあいだで、ウェルニッケの理論はすこしずつ修正されていったのだが、予期されぬ急激な変革が、P・マリーによってくわだてられた。彼の「失語症論の改訂」（一九〇六）は、もっぱらブローカの失語症を批判の対象にし、その病巣がいわゆるブローカ領域に限局していない点を強調した。その病像は、失語症ならぬ構音不能（anarthria）とウェルニッケ失語症との合併にほかならないとみる。「失語症はただ一つウェルニッケ失語症があるだけ」であり、これが「真の失語症」であり、その特性は内言語の障害にある。かならず読み書きや計算にも障害があり、ひいては知能の低下を示すのであって、失語症はいわゆる痴呆ではないが、一種の知能の欠陥である。(7)

マリーの改訂論は、当然、古典学派のあいだに反論をよびおこしたが、また古典学派の局在論を再検討する機会になり、解剖学的検索は顕微鏡的方法をつかっていっそう精細なものになり、多くの業績があげられた（リープマン、ミンガッツィーニ、ベデュッシ、マイエンドルフ）。この局在論についての反省を、雄大な規模で行なった学者はモナコフ（Monakow, 1914）である。彼の脳病理学は、古典学派の静態的・要素的傾向に対して、力動的・機能的傾向を多くふくんでいる。たとえば失語症の初期症状と後期の残遺症状との区別に着目し、初期症状が限局した病巣から由来するのでなく、その部位に連結している遠近の脳部位の暫定的な機能停止――これをディアシシス（diaschisis）とよぶ――によるものとした。彼の見解にはジャクソンの影響がある。

失語症に知能の欠陥をみとめたマリーの見解は、臨床的観察の面でも著しい影響をのこし、いわゆる全体論の先駆となった。臨床的観察の面で、すすんで古典学派の枠をはなれ、成見なしに失語症を観察し記述しようとしたのはヘッド（Head）である。彼はみずから考案したテストをつかって、失語症者の行動を微細に観察した。話し言葉や文字に関する検査を精密化しただけでなく、数、金銭、図、姿態など、なんらかの象徴をあつかう検査をたくさん実施した。これらの象徴が、ある役割をはたしているような「行動の様態」（mode of behavior）が失語症でおかされる。論理的な思考は、これらの象徴をつかうから障害されるのは当然だが、室内の見取図を書くことや、時計の針を時間にあわせることや、もっと卑近なトランプやドミノの遊びもできなくなる。障害されるのは、言葉や象徴の心像ではなく、それを用いる仕方（manner）である。ジャクソンのいったとおり、叙述的価値をもつ用い方である。この用い方を、ヘッドは「象徴的な定式化と表現」（symbolic formulation and expression）とよんだ。

ヘッドはつとめて経験的な記述に終始したのであって、なにかひとつの象徴機能なるものを仮定して、その破綻を失語症の基礎障害とみなしたのではなかった。しかし、さまざまな象徴に誘導される行動が同程度に障害されるかのような印象をあたえたり、彼の資料には従来は失語症とみられなかった症例もふくまれていたりして、象徴機能一般の基礎的障害を仮定しているごとき誤解をまねく面もあった。

ヘッドは失語症の原理的な分類——古典学派のように発現機制を仮定したうえでの分類——はしな

い。分類とはまったく便宜的なものであって、多くの失語症者の行動の様態について具体的な記述をかさねてゆくと、おのずから欠陥のあり方に類型があるというだけである。彼はこの類型を四つかぞえた(8)。

全体論の代表的な学者は、ヘッドよりもゴルトシュタインであろう。一九二四年にゲルプ（Gelb）と共同で、色名健忘症（Farbennamenamnesie—独）という特殊な症例について、色彩を選択分類させるテストその他を行なった様子をくわしく観察し、患者がある色のついた毛糸をみて、それを名づけられないのは、その色毛を、ある色の概念の標本としてみる「概念的な態度」をとれないからだとした。物を命名する前提として欠きえない「範疇的態度」（kategoriales Verhalten—独）がそこなわれているとみるのである。患者は言葉を「概念の記号」としてつかえない。色毛をその具体的な印象だけでとらえ、桜桃とか草とかの自然物の名を借りて表現するが、それは、「直観的具体的な、生活に身近な、生物的・原始的な態度」しかとれないからである(9)。

ゴルトシュタインは、この結論を健忘失語症の全体に拡大し、範疇的態度をとれぬことこそ本質的な欠陥であり、これまで唯一の症状とされていた喚語の困難（語の再生の困難）は、派生的な現象とみられた。すべての失語症をそうみたのではないが、その他の失語症についても、全体論的な要請を強調している。つまり、言葉以外のすべての症状を考慮すること、それを有機体全体との関連において理解することである。

全体論は、脳病理学にかぎらず、一九二〇年代から三〇年代にかけての学界の風潮であった。この時代に、形態心理学やそれと似た方向をとった精神科学が失語症論にあたえた影響は大きい。脳病理学は著しく心理学主義に傾いた。ブーマンとグリュンバウム（Boumann u. Grünbaum）、ウェルコム（Woerkom）、ツッカー（Zucker）、ロートマン（Rothmann）、ジークマン（Siekmann）がこの傾向を追った人たちである。ドラクロア（Delacroix）のような言語心理学者、もっと思弁的な方向に向かった精神病理学者、ビンスワンガー（Binswanger）や、クローンフェルト（Kronfeld）、さらに哲学者カッシーラー（Cassirer）までが、この全体論の影響下に失語症論争に参加した。

これに対し、古典学派の伝統をつぐ著名な神経学者たち、シャッファー（Schaffer）、ハルトマン（Hartmann）、イサリン（Isserlin）、ロートマル（Lotmar）、ランゲ（Lange）は、実証的な基盤にたちつつ反駁をした。言葉以外の全般的な症状を否定はしないが、それを二次的なものとみなし、言葉の障害を原発的な失語症状とみる点で古典を継承している。かといって、要素的な連想心理学は棄てていて、主に思考心理学の方法を借りる以外は、臨床的な観察に終始している。彼らの主張は、全体論が言葉をつかう基本的態度の欠陥を強調したのに対し、失語症を道具としての言葉の障害とみなすので、器具論として一括されている。

この対立のいわば中間にあって、晩年、言語と思考の問題に集中し、失文法論を丹念に掘りさげたピック（Pick）がいる。

4　戦後の傾向

以上が、第二次大戦以前の失語症研究のごくあらましの状況であるが、その歴史をつらぬく静態的・局在的見方と力動的・全体的見方との対立は、戦後におよんで、いずれの側もより洗練されてきてはいるが、依然として持ちこされている。[10] 多くの神経学者は古典の伝統をついでいるが、ベイ（Bay）やコンラート（Conrad）が、力動的・機能的な見方を発展させている。[11]

コンラートによると、失語症者の語る言葉は、完結した形態をとるにいたらない。最終形態（Endgestalt―独）にいたる以前の段階、つまり前形態（Vorgestalt―独）にとどまっている。この前段階にはさらに数個の段階があり、それぞれ形態化の程度に応じている。全体の相貌が漠然とうかぶだけの段階（Physiognomisierung―独）、図が地からはっきりうきださずに混じあう段階（Kollectivation―独）、内容が不安定でたえず移り変わる段階（Fluktation―独）、正しく反応しても、つねに完了しない感じがともなったり（Nichtendgültigkeitstönung―独）、わずかな発語にも多くの努力を要してすぐに疲憊する段階（Spannungshaftigkeit―独）などである。戦前の全体論者が活用した図と地の概念を発生的に――現発生的に（aktual-genetisch―独）――見直したのであって、それを失語症のさまざまな症状に適用したのである。[12] その適用はきわめて巧妙に失語症の現象を解釈するが、なおまだ一般的な原則を述べるにとどまるとの非難もある。

言語学の知識を借りて失語症状を記述する傾向は、ピックやヘッドのうちにみられるが、最近、失語症の新しいアプローチとして注目されている。著者もこれをひとつの残された方法と考える[13]。そのほか、例のサイバネティックスによる解釈があるが、いまのところまだ臨床的事実から遊離していると思う。

5　失語症の類型

失語症をその発現の機制によって分類することは、現在では不可能なこととみられている。たとえむかしの名称がつかわれても、それは現象的な類型別をいうにとどまるものであって、記述の便宜のための分類である。

臨床的経験をもとにしてみると、ブローカの発見した類型とウェルニッケの最初に記述した類型が存在することは、異議がないことと思う。もちろん古典学者のように、この二つの類型を峻別することは困難である。

この二つの類型の亜型として、「純粋語唖」や「純粋語聾」の病像のあることも否定できぬが、しかしその「純粋」とは相対的なものである。

健忘失語症といわれる類型のあることも——その本質に関する論議とは別に——現象として疑いない。ただ、この類型は、独立して発現するとはかぎらず、他の類型の失語症の回復期にしばしばあらわれる。

伝導性失語症は——ゴルトシュタインは中枢失語症として重視したが——理論をはなれてみれば、

まれな現象的類型であり、むしろウェルニッケ失語症で言語理解が速かに回復した場合の亜型であると思える。

超皮質性失語症には多くの問題がある。ここには失語性現象のほかに、思考や記憶に関する一般的な障害や、失認症や失行症がしばしば混合している。これを二、三の類型にわけることはほとんど不可能である。著者は、このうちから比較的まとまった病像をもつものとして、古典学者が超皮質性失語症とよんだものの一部をとりあげ、語義失語症と名づける(14)。これは、以下に記述する失語症状群、ことに文法の障害や読み書きの障害を整理するうえで必要だと考えるからである。この類型は一方ではウェルニッケ失語と、他方では健忘失語症と移行関係をもつと思うが、恒常的にこの類型のままで経過する例もある。

2　表現の困難

1　言葉の唖

構音運動ができなくなる状態には、唇、舌、頬、口蓋などのいわゆる言語筋群の麻痺にもとづく場合と、これらの運動性麻痺のない場合とがある。ふつう構音不能あるいは構音不全（dysarthria）といったときは前者を指している。これに対し「言葉の唖」または「語唖」というときは、原理的には、後者を指している。[15]

「言葉の啞」は、構音のための運動器官に異常はなくとも、言葉として通用するような音声の型どおりに――つまり音韻どおりに――構音できない状態である。構音運動の仕方がわからない状態である。[16] 構音運動を、型どおりに成全し分化することが困難なのである。[17]

重い失語症、たとえば全失語症（total aphasia）の患者は、ふつうの対話の状況では、一語、一音節、一単音も、音韻どおりに発音することができない。相手の口もとをみて、ひとつひとつの単音、音節、語音を模倣することもできない。

単音についていうと、一般に母音よりも子音の構音が困難であり、歯音や舌音が難しい印象をうける。[18]

音節の水準では、その成全ないし分節の困難なものほど発音しにくい。シュとかニョなどの拗音が難しい。しかし、音節を個別的に発音するときと、イロハのような系列で発音するときとは、事情がちがうのであって、ある程度に回復した患者についてみると、系列のなかで発音するほうが容易である。

語音の水準でみると、語音の全体的な形態がいっそう大きな影響力をもってくる。かならずしも語音を形成する音節の数に依るとはかぎらない。

語は、一定の音韻的組成をもつとともに、一定の意味を指し示している。そして、語音として模倣はできるようになっても、一定の意味に応じて語音を言えないことがある。これを喚語の困難というが、これについては後述する。

連語または文の水準における表現の困難は、文の成全ができない状態としてあらわれるが、この失文法についても後にのべる。

以上の単音、音節、語、文のそれぞれの水準における表現の困難さは、だいたいは失語症の重さの程度に相応するのであるが、それぞれの水準のあいだに明瞭な区別はない。というのは、ある語音たとえばタバコヤをただしく発音できるときにも、その語音を形成する音節タ、バ、コ、ヤ、を別々に発音できないことがしばしばある。語音を分節することができないのである。

また、重要なことは、発語するときの状況の影響である。日ごろは二、三の無意味な音節を口にするだけの患者が、まとまった語や句をスラスラと発音することがある。これが偶発性発語（occasional utterance：ジャクソン）といわれる失語症のきわだった現象である。

2　残余語（Wortrest）

非常に重い失語症でも、一言も話せない状態が、年中つづくわけではない。発音できる音節または音節群がいくつかある。残余語というのは、こういう重い言葉の唖が発する言葉のことである。

症例　三五歳男子、頭部外傷によるブローカ型の失語症。

頭部に銃創をうけて一〇日後に、看護していた妻に対し「トトト……」といったが、これが家人の知った最初の言葉であった。この無意味な言葉を何回か話したが、そのほかには、なにも言えない。ただ、薫という名の子供が見舞いに来たとき、「カルカル」とよんだことがある。またある日、入院した病室が騒がしいため、室を変えてほしいときに、寝台をもちあげようとしていたが、そのとき「どこかよいところ」とあざやかに語った。また怒ったときには、たびたび「コラ！」とどなったという。前の場合は欲求の促迫によって、後の場合は情緒の発動によって、自然に流出した偶発性の残余語である。

症例　八一歳男子、脳出血による語唖。

卒中発作後三年たっているが、次の残余語のほかは、まったく発語不能である。なにか相手に伝えたいときには、顔前で手を振る身振りをして、「ウンウン」という。その意を察して答えると肯いたり首を振ったりするが、首を振って否定するときも「ウンウン」という。どの場合にもこの残余語をつかう。だが、ある日のこと見舞いに来た実子と別れる際に、「いつ来る？」と問うたことがある。また付き添っている妻に向かって、とっさに「おいおい」とよぶことがある。

症例　三五歳男子、脳腫瘍のため手術した直後から語唖となる。

手術翌日の観察で、奇怪な残余語がただ一つ残っていた。それは「ええどっこいしょ」という掛声めいた言葉であって、なにか話そうとするときにこの言葉が出てしまう。患者はこの誤りにすぐに気づいて、そのたびにいらだっている。数日後には、この残余語が口をついて出るのを制御したが、これにかわって「ススス……」という音節の反復が発語のたびごとにあらわれた。

これらの症例に明らかなように、残余語には二種類ある。そのひとつは前にものべた偶発性発語である。情緒的な緊張を伴った、なんらかの欲求にかられて、その欲求をみたす行動の脈絡の一環として発語が行なわれるときである。発語は、行動の脈絡のなかに緊密に織りこまれている。「おい」「こら」のような呼びかけや怒罵の言葉にかぎらず、「どこかよいところ」とか「いつ来る？」のような語句も、発することができる。こういう語句を、患者は話そうとして話したのではなく、状況に応じて自動的に発するのである。したがって、その同じ語句をあらためて言わせようとしても言うことはできない。そういう有意的な企てのもとでは言えないのである。この種の偶発性の発語は、叙述（陳述）のはたらきをしてはいない。

もうひとつの種類の残余語は、再帰性発語（recurring utterance：ジャクソン）である。上記の例でいうと、「うんうん」「ええどっこいしょ」などであるが、「トト……」「スス……」のように無意味な音節の反復であることもある。これらは、有意的に発語しようとしたときに、意図にさからって自動的にあらわれる。この点で、再帰性発語は保続（perseveration）の現象であって、失語症者の表現が状況に応じえぬ固さ——転換のきかないこと——を極端な形で露出している現象である。

再帰性の残余語について、次のような見解がある。失語症にかかる直前に、患者が話しつつあった語句、あるいは話そうと欲していた語句が残るという。失語症をおこすような発作または外傷によって中断された発語の型が存続するとみなすのである。[19]

3　言葉の唖の回復

言葉の唖の回復は、ひとつには、脳髄の解剖学的病変の治り具合にかかっている。病巣のひろがり、その脳実質をおかした強さ、他の脳部位全体ことに対称部位の健全さ、などの要因によって根本的に影響される。これらの要因はまた、基礎疾患の性質によって左右される。脳動脈硬化による脳軟化のばあいなどは、病巣部位の脳実質の損傷の程度はつよく、そのうえ脳全体の血行に障害を伴うという悪条件をそなえている。

解剖学的病変と関係すると思われるが、年齢による脳機能の可塑性（plasticity）の程度によって、回復の速度が異なる。若い患者の脳外傷による失語症は、脳実質の損傷は強度であっても、すみやかに回復する。

次に、発語の衝動をみずから制止するという機制が回復期の現象に影響している。重い言葉の唖は、最初から、発語ができないだけでなく発語しようとしないことがある。この発語衝動の制止が、言葉の唖と同時にはじまる解剖的・生理的変化に根拠をもつ現象であるか、[20] あるいは発語のたびに痛烈な失敗の体験をかさねた結果の二次的な反応であるか、それは決定しがたい。[21] しかしいずれにしても、発語衝動の制止は、回復をさまたげる要因である。回復にさきだって発語衝動の制止が解かれ、それとともに飛躍的に回復が促進される例がある。

言葉の唖の回復は、かんたんにいえば、語彙の増大してゆくことである。あらゆる種類の語彙が一様に増加してゆくのではない。回復過程の段階できわだつ現象は、指示語――「あの」「この」「あれ」「それ」など――が頻々と用いられることであろう。この段階にながくとどまっている症例がある。

症例　四四歳男子。頭部外傷後に脳膿瘍になり、その手術をうけて語唖となる。七カ月を経て現状になったが、その後は遅々として回復しない。

自発語のなかでは、「あの」「この」「これの」指示語、およびこれに間投助詞の「ね」をつけた「あのね」「このね」の語が圧倒的に多い。そのほかには、「ええと」「もう」「ほんとに」などの一定の副詞が頻発する。

寒くないですか＝あのね……この〔着物のえりをもつ〕…もう……オムシ〔寒いと言おうとした錯語〕

勉強していますか＝あの…もう……なのね……〔肯く身振り〕

すこし出来るようになりましたか＝あの……〔首を振る〕

まだ駄目ですか＝あのね……〔肯く〕

頭が痛みますか＝ううん〔首を振る〕……あの……これ〔頭を指す〕

この指示語や副詞は、一種の再帰性発語であり、喚起の困難な語のかわりに、しばしば喚語のできない間隙を埋めるだけの役割をはたしている。だが、身振りといっしょに発語して、本来の指示の役をはたしていることもある。これらの指示語や副詞は、事物を叙述するにはいたっていないが、その所在や相貌を示唆している。

言葉の啞がさらに回復してゆくと、だんだん語彙が多くなってゆくが、喚語の困難は、程度は軽くなっても、ながいあいだ残る。

4 喚語の困難

私たちが疲労したときなどに言葉をおもいだせぬことがあるが、これと近縁な、しかしさらに強度の現象が、ある種の失語症——健忘失語症でみられる。この症状を喚語（word finding）の障害または語健忘（word amnesia）という。

だが、語健忘は、一般的な記憶の障害の部分的な現象であると言いきることはできない。以前に経験した出来ごとを忘れることと、言葉を忘れることとは、一応は別のこととみなければならない。自分の経験を忘れる健忘の代表的な病的現象は、いわゆる健忘症状群（amnestic syndrome）であるが——コルサコフ症状群（Korsakow's syndrome）——この定型的な場合には語健忘を伴わない。患者が忘れるのは、彼の実生活に即した身近な体験であり、彼の生活にとって記念になるような出来ごとこそ、かえって忘れられてしまう。いわば「自己に近い」経験が忘れられ、「自己から遠い」客観的な事実に関する法則とか記録についてては、わりによく記憶しているものである。生活史を織りなす時間の枠のうちにある体験を忘却するが、その時間に関係のない、いわば超時間的な経験はよく記憶している。言葉の記憶も、この部類に属している。

語健忘は、重症でないときは、かんたんな日常の会話には、すぐに欠陥を露出するとはかぎらない。が、注意してみると、談話のすすみ方が円滑でなく、喚語が困難なため談話が中断しがちになり、他の言葉を代用しようと試みて冗長になったりする。

喚語困難は、実物を眼の前においてその名前を言わせる呼称（naming）のテストのときとか、絵画にかかれた情景や事件の成り立ちを叙述して説明するときに、つよく表面にあらわれるのが通例である。日常の会話とは条件がちがうからである。

喚語困難を主症状とする健忘失語症について、喚起の難しい言葉を、かりに品詞別に分けてみると、名詞がことに困難である。名詞のうちでも、人の名、土地の名などの固有名詞をおもいおこすのが難しい。名詞に次いでは、形容詞の喚起であり、それにくらべては副詞、動詞の喚語困難はむしろまれである。さらに前置詞、接続詞、それから日本語の場合の助詞にいたっては、なんら支障のないのが通則である。言いかえると、文の意味部（sémantème：ヴァンドリエス）を分担する語詞に表出の障害を示していて、文の文法的構成に役だつ語詞——形態部または関係語と言われるもの——の喚起困難の現象はないのである。彼らの談話がどんなに停頓しがちであっても、文法的形式は混乱していないのであって、この点、後述の電文体失文法と正反対である。

喚語困難には二、三の随伴現象がある。喚語には、語の選択の過程がふくまれているが、その障害を示すものとして、語性錯語（verbal paraphasia）があらわれる。また喚起の困難な語にかわる代理操作——ドイツの学者が迂廻操作（Umwegleistung—独）とよぶ——がみられる。

症例　五四歳男子、健忘失語症。
呼称のテスト
懐中電灯→「医者のつかうもの……」
聴診器→「体温器」
鉛筆→「ゴム消し……いやちがう……」
墨→「こうするもの……」と擦る動作をみせる。
鍵→「タンスみたいなものを……あれ……鍵ですね」
ペン→「筆の代用ですが……」
机→「それは……下の方に引き出しがあってなにするもの……」
提灯《ちょうちん》→「それは……灯籠《とうろう》です……いや、あれ……提灯《ちょうちん》です」

錯語はおもに語性の錯語であり、それも語義の類似による混同である（後述）。迂廻操作は、たとえば、鍵について、「タンスみたいなものを……」といったり、机について「下の方に引き出しがあって……」というふうに、事物の用途や性状を、不完全にではあるが、言いあらわそうとしている。ときには身振りが伴い、それで用途を示そうとする。こうして表現される内容は、その事物についての理解の仕方である。

いったい言葉があらわす意味は、事物そのものでなく、事物のとらえ方である。事物のとらえ方こそ言葉の意味である。迂廻操作は、このとらえ方を直接に、いわばそれに即して表現している。同じ意味を、より具体的な態度で表現し、それを想いだせぬ語の代用にしている。私たちが日常つかっている物の名や人の名は、対象の理解仕方を直接に示す具体性がなく、符号のようになっている。事物を命名することは、事物を概念的にあつかい、それに符号をつけることである。語健忘の患者はこれができないのであって、私たちがなにか新しい事物について命名にまようときの態度に似ている。また現に私たちが事物の符号として慣用している名称の語源に、これに似た命名の過程がうかがえよう。

5　失文法

言葉の現実的な形態は文であるから、あらゆる失語症は、文の障害として失文法とみなすことができる。けれども、ふつう失文法というときは、音節や語の水準における障害が軽くなっていて、そのために文の水準における障害が前景にあらわれている場合を指している。

西欧語でも日本語でも、失文法のいちばんはっきりした形は、いわゆる電文体の失文法である（style télégraphique：ピートル）。つまり、「思考の骨格をなす主要語だけがつかわれ、文法的な副次的部分が省略される」（ボンヘッファー）ところの文の単純化である。もう一歩すすめて文法論的にみれば、文の形態部（morphème：ヴァンドリエス）が省略されることである。すなわち、文のなかにあって文の構造を決定し、そのかぎり文の全体意味を規制するが、それ自身を切りはなしてみると独立の意味をもたない語詞が省略される。助詞、接続詞、助動詞、動詞の活用形などの有形部分と語順のごとき無形の部分が形態部であって、その粗略化が電文体の失文法である。[22]

だが実際の失文法は、こういう形式的な文法論からの推論とかならずしも一致しない。日本語の失文法では、助詞や助動詞の省略がきわだった特色であるが、しかし情緒的態度の表現要素である間投助詞は——たとえば「ね」——省略による間隙を埋める代用であるかのように、かえって頻々と用いられる。また、一般に敬譲法が略されるが、それも一貫してはいない。さらに、ふつうの電文体とちがって、「あの」「その」「この」などの指示語が多くつかわれる。

この失文法を一部の学者（クライスト、ハイルブロンンチー）は独立した巣症状とみなしているが、ブローカ型の失語症の回復期における現象とみなすのが通例である。表現能力に制限のある患者が、その能力を越えた表現を要求されたときにくわだてる「経済的な」文体であるとみなす。つまり表現の困窮から発した困窮現象（Noterscheinung：ボンヘッファー）と言われている。時間的に余裕のある書字の際に失文法の傾向が少ないことも、この理由で説明されている。

3　理解の障害

失語症が言葉を理解できないのは、もちろん音声が聞こえないのではないから、難聴のように音声の強弱によって影響されることはない。音声の音韻的形態が知覚されないのである。語や句なりの音韻的形態が知覚されるのには、いろいろな段階がある。全体の相貌だけの印象にとどまっていることもある。「図」となるような一、二の音節と、「地」となる他の音節とが混同されていることもある。また、当の語句にはふくまれていないが、そのなかの音節と類縁の関係にある音節が侵入してきたり、入れかわったりすることもある。また、ある語または句の音韻的形態が、他の語または句のそれと混同されることがある。この語句の混同の場合には、語句の意味の面で、対比・類同の関係を通じて混同されることもある。最後に、語の単独の意味は理解しても、連語形式がとらえられず、したがって文の意味を理解できない文法的理解の障害がある。

失語症の理解障害は、本質的には、言葉を聞くときにはたらく力動的な音韻体制の不安定にあると思う。つまり音韻の対比類同の関係が混乱しやすいことにある。このため音韻体制の本来の機能、つまり、音節、語、句、文などの音韻的形態をはっきりとらえるために必要な示差の機能が、失われたり弱まったりする。

いちばん要素的な障害は、音節または単音を弁別することができない場合である。単音はわりによく知覚し模倣できるが、音節になるとできなくなる症例も記載されている（ヘンネベルク）。ひとつひとつの単音ごとに母音を、その単音をふくんだ短い語音として聞いている症例もある（シュースターとタテルカ）。単音または音節を聞いて、語音全体として感じる例はふるくから知られている（ウェルニッケ、フロイト、リープマン）。このような要素的な障害が重いときは、多くは語音の弁別ができないのであるが、そうでない場合もある。障害がそれほど重症でないときは、音節を弁別することは充分にできなくとも、語音全体の形態をとらえることは、しばしばある。しかし、この場合、語音の知覚はきわめて不安定であり、多くの聞き違いをおかす。

症例　六三歳男子、脳軟化。

個々の音節の模倣は、「は」を「タ」、「い」を「ア」の誤りはあったが、おおむねただしい。二音節になると、「そら」を「ソダ…ソラ」、「うし」を「ウス」とまねるように誤りはあったが、多くの二音節語について正しく模倣する。だが、無意味な二音節になると、「ペリ」を「ペピ……テピ……ペビ…」、「るず」を「ズズ……ズス……ズル…」のような反応を示している。三音節語以上になると誤りの率が多くなる。句になると、「長い川」を「長いカオ（顔?）」、「明るい電気」を「アタルイ電気」、「日本万歳」を「日本……ヨシ（良し?）」とまねている。錯語があるので断定ができぬが、語音の類似による聞きちがいや、意味のうえ（文脈）から予想した聞きちがいがある。

物の名を聞かせて、眼の前にある物を指させると次のような誤りがある。

ろーそく→「ボク」と言いながら自分を指す。

財布→「タイフ」と言いながら、首をかしげてとまどいたいこの玩具を指す。

右手→「ミギ」と言いながら、右眼を指したが、ついで右耳を指している。

症例　四〇歳、脳創傷。

前の症例よりは軽いウェルニッケ失語症であり、二四個の見なれた事物をかいた絵について、聞いた名前に相当するものを指す検査では、ひとつの失敗をのぞいてすべて正しく反応した。名前を二つつづけて聞かせると誤りがます。「猫とかさ」と言われて、猫の絵を指し、「かみですか」と問い返しながら紙の絵をさがしている（紙の絵はない）。また「鶏と本」と言われて、「本と……鳥ですか」と言いながら本と鳥の絵を指している。三つの物名によると、三つとも正しく理解することはほとんどない。

患者は語音をいくつか同時にとらえることが難しく、すぐ消失してしまうようである。「瞬間、瞬間しかわからない」といっている。数の反唱の検査をすると、「三・九」→「三……」、「七・二」→「七……」というふうに非常に困難である。もっとも、この場合も「三十八」、「七十一」というように聞かせると正答する。なお、前記の検査でも、関連のない語を二つつづけるかわりに、「山と川」「桜と武士」というふうに対語を聞かせると正解している。

このような患者でも、日常の会話では、かなり相手の話を理解する。会話の行なわれる場面や話の文脈から、理解が容易になるのである。逆に、場面と文脈を無視した話（文）を聞かせると理解できない。たとえば、診察室で

「筆を向こうの机に置いて下さい」→筆をとって眼の前の机におく。

「椅子の上の本をもってきて下さい」→椅子と本を見くらべるだけ。

「右の窓の戸を閉めて下さい」→左右の窓の戸を閉めてしまう。

言葉の理解がずっと回復して、日常生活には、用が足りる程度になっているウェルニッケ失語症でも、不慣れな語や外来語はすぐに理解できないのが通例である。

症例　男子四〇歳。ある大学を出た会社員で、病前は英語に堪能であったし、趣味と常識の範囲もひろかったが、病後は外来語たとえば野球の用語がとっさにわからない。いったいにラジオは日常会話よりも難しいが、野球の放送などはことにわからない。こころみにこの種の外来語を問うと、

「アイス・ホッケー」→「アイス・ホケ……水をあたためるのかな……ホット・ケー（錯語）という熱いやつがあるが…」

「パーマネント」→「パーマメン……パーマメント……」といって考えているが、しばらくして思いつく。

「デマゴーグ」→「デ……」と模倣もできない。

そのほか人名や地名の固有名詞がわからぬことがある。ハネダ（羽田）とハナダ「花田」の区別が、漢字をみるまでは、どうしても区別できなかったと言い、日ごろ、言葉を聞いたときは、いつも漢字を想いうかべる習慣をもっている。

語の音韻的形態が知覚されると、ただちに意味がわかるのがふつうであるが、ある種の失語症ではこのあいだに間隔があり、意味の充足ができないか、あるいは非常におくれることがある。いわゆる語音理解と語義理解（Wortlautverständnis und Wortsinnverständnis：リープマン）とのズレの現象である。

ウェルニッケ失語症の回復期で、語音の形態把握に集中して、ようやくそれができるようになった時期にあらわれる。また、狭義のウェルニッケ失語症には属さないがそれに近縁な語義失語症では、ことに著しい。語音の理解は、一見、はなはだ容易にみえることもある。

症例　江〇、五七歳、脳軟化。

一〇個の物品を前において、その名を聞かせて選択させる。

「筆をとって下さい」↓「フデをトルと……フデといいますと……これフデですか」と言ってマッチを手にする。

「くしは」↓「クシ……クシっていうのはなんですか」

「きせるは」↓「キセル……キセル……」と言いつつ自動車の玩具に手を出し、「どうしてこうわからんのか」と言う。

次に自分の身体について、

「あなたの耳をさしてごらん」↓「ミミ……ここですか」と胸をさすり、「ここ」と次には腹をさする。

「はなは」↓「ハナというと聞いたことがあるな……」とやはり腹をさする。

「口は」↓「クチというのは手ではないと」と言って手をみていたが、しばらく「クチ、クチ」と言いつづけて、「ああここです」と口を指す。

この場合語音の模倣はたやすく、反問の形で自然にくりかえされる。反問性の反響語（fragende Echolalie—独）であり、意味を指向するための支えとなる。

このような語義の把握に障害があると、当然のことながら文の理解もさまたげられ、文の理解仕方は段階式になる。

症例　大〇、脳軟化。

「その帽子をどこで買ったのか」→「ええ、ボーシボーシ……ボーシ……ですか……ええ買いました……買いました……買いました……帽子を買いました……なんですか」

このように、問われた語の全部を保持していることはむずかしいので、全文を理解させるには、問いを再三反復せねばならない。

「右の手で帽子をかぶりなさい」→「右の？……なんですか」

「同」（二回目）→「右の帽子……」と言って帽子をつかむ。

「同」（三回目）→「右の帽子でしょう」

「同」（四回目）→「はあ、かぶってですね……右の帽子をかぶってですね」と言って帽子をかぶる。

「ワイシャツのボタンをかけなさい」→「ボタン？……え？」

「同」（二回目）→「ボタンですか……ボタン……ボタンのシャツのなんですか」

「同」（三回目）→「ワイシャツ？……ワイシャツ……ボタン」

「同」（四回目）↓「ボタン…ワイシャッツ……かめて（錯語）……かけて……どうするんですか……ボタンのワイシャッツとめるんですか」

このように語義の把握につまずいて文を成全できぬために、濃縮した誤りかた（右手で帽子↓右の帽子）をしたり、順序を誤ったり（ワイシャッツのボタン↓ボタンのワイシャッツ）する。一次的なものと言えないにしても、ともかく錯文法的な理解の障害を示す。

語義ないし文意の理解が状況によってたすけられるのはいうまでもない。状況の判断によって、理解がおぎなわれる日常の会話がわかりやすく、診療室内の診療上の質問が理解しやすく、テストとなると理解しにくく、とくに状況にそぐわぬ問いや、それに矛盾するような問いがとらえにくい。

それゆえ、状況の判断をそこなうような知能の欠陥や、時や場所の見当がつかなくなる見当識喪失（desorientation）の合併は、失語症の理解障害を拡大してみせる。[23]

状況に対する関心の欠如も、むろん言語理解を制限するが、それは容易に失語症の理解障害と区別できる。けれども、関心の欠如といっても、言語音声や聴覚刺激に対して選択的な関心の欠如を示す症状があり、これと失語性の理解困難との関係は問題である。この「聴覚的な喚起不能」（akustische Unerweckbarkeit：ハイルブロンナー）の症状は、ウェルニッケ失語症の初期に伴っていることがある。患者は聾ではないが、姓名をよばれたり、なにかの音響的刺激をあたえられても、ふりむいたり、注視したり、聞き耳をたてたりしない、と言われている。[24]

4 錯　語

1 単音または音節の水準での錯語

錯語のひとつの種類として、字性錯語（literal paraphasia）と古くから言われているものがある。この慣用の術語は、誤った命名によるのであるが[25]、その真意は、ひとつの語の成分になっている音節または単音が、順位をかえたり、脱落したり、反復したりして、語の音韻的形態が成り立たなくなることを指している。

a 単音の混同または脱落

重い失語症者の話す言葉を聞いていると、音節そのものが正しく発音されていないことがたびたびある。東京をソコー、電気をエンキ、万年筆をメンイーェン……と発音したブローカ型の失語症者があった。拗音と普通音、清音と濁音、撥音と普通音のあいだの混同、一般に音声の類似した単音相互のあいだの混同、つまり類音的な混同が多い。しかし、これは構音や発声の運動仕方に難渋するブローカ型の重い失語症についてみられることであって、ウェルニッケ型の失語症については明らかではない。この型の失語症でも、だいたいストゥムプの音韻体系どおりに逸脱する――特定の音韻だけにかたむくことはあるが――という報告もある。[26]

失語症で、どの音韻(正確には音素)が犯されやすく、どの音韻が抵抗力がつよいか、この点について定説はないようである。ゴルトシュタインは、流音のeとrとの区別がもっとも犯されやすく、aとmがいちばん抵抗力がつよく、いったいに唇音はよく保たれ、鼻音性の母音ははやく失われるなど、若干の特色をあげている。しかしこれと異なった意見をもつ学者もいるし、これを一般には適用できない説とみる者もいる。[27] いずれにしても、この点は、今後日本人の失語症について検討する必要があろう。

b　音節性の錯語

形式的にみると次のような種類があげられよう。

i　類似の音節との混同。櫛をコシ、鍵をキギ、財布をタイフ、花をハマ、と言いあやまる類である。この種のものはいちばん多い。

ii　音節の脱落による短縮。「ひとさしゆび」をヒトユビ、病院をヨーイン、紫《むらさき》をムサキ、というふうな錯語。

iii　音節の重複。金魚をキンギンギョ、帝国をテイココク、「山は高い」をヤママワタカイ、というような音節の反復現象。ウェルニッケ型の失語症――ことに興奮して多弁になったとき――に多くみられる。

iv　音節の添加または挿入。眼をメブ、「ホテル」をホイテル、薬指《くすりゆび》をクスリヤユビ、などがその例。やはり語漏（logorrhoe—羅）の傾向のつよいウェルニッケ型の失語症に多い。

v　音節の位置の転換。「ろーそく」をソーロク、「かぼちゃ」をカチボヤ、時計屋をトイケヤなど、音節の転位による錯語である。

以上の区分は、まったく形式的なものであって、実際には、これらの形式の錯語が、同時に錯綜してあらわれる。ことに、ふつうの会話のように、語が連なって文として話されるときは、前後の語にふくまれるはずの音節が転位したり、混合したりする。したがって、この種の錯語のはなはだしいときは、まったく意味の通じない音節の羅列になることがある。いわゆるジャルゴン（jargon aphasia）である。しかし、そういう場合でも、語または文の音声上の高低、強弱、などのアクセントやリズムは、かならずしも崩壊するとはかぎらない。こういう音調的な要因は、まま正しくたもたれているのであって、錯語の特色は、語の音韻的な組成の崩れを示す点にある。

どのような語がこの種の錯語におちいりやすいか、という語の特性との関係は、やはり発語の状況や前後の語との関連の具合によってちがうので、一律には言えないが、検査状況でひとつひとつの語について言わせてみると——眼前においた物の名の呼称など——一般的に言って、語音の形態のまとまりの良さ、つまりゲシュタルトの「良さに」関係しているようである。前記の実例、「薬指」をクスリヤユビと言った場合など、この語音が多音節から成るということのほかに、「薬」がクスリヤとなって独立に形態化するために、全体としてのまとめ（成全）が困難になっている。また、結局は同じことだが、駒込橋とかマラリヤとかの語のように、音節に分化することの難しい場合には、音節の転位や脱落の形で錯語がおこりやすい。

コンラートにならって、この種の錯語を、成全と分化との両面における語音の音韻的形態の未然の過程を露出した現象とみなすことができよう。つまり、ふつうに通用する語音を最終的ゲシュタルトとみるならば、その前の未然の形態すなわち前ゲシュタルトとみなせる。前記の各種の実例にあるように、語音は未分化のまま漠然たる全体的印象――相貌――としてとらえられているが、それはいたって不安定であり、類似した音節や、直前に発音した音節ないし次に発音しようと予感している音節が、容易に侵入してきて、安定した形態を発音し終えるために必要な図と地の関係が混乱してしまうのである。

2　語性錯語

「たばこ」のことを「マッチ」と言い誤るように、ある語を他の語と混同する現象である。語混同ともいう。混同された他の語は、音韻的形態はほぼ正しく、音節性の錯語を示してはいない。[28]形式的に分けると語性錯語には次のような種類がある。

a　語音の類似による混同。

言おうと欲した語――かりに正語とよぶ――と錯語のあいだに音韻的形態のうえに類似があり、そのため類音的な混同がおこる場合である。

b　語義の対比または類同による混同。

正語と錯語のあいだに、意味のうえで対比または類同の関係のある場合である。対比というのは、「高い」「低い」、「大きい」「小さい」のような対語《つい》のことである。また語の意味内容が、その性状、価値、用途などで同類である場合、その近縁の関係を通じて混用される。

c　保続としてあらわれる場合。

前に話した語が、あるいはこれから話そうとした語が、かわりにあらわれてきて錯語となる。いうまでもなく、語はその音韻的形態によって他の語群と区別されるとともに、意味をになう単位になっている。ある語を話すとき、その語は「図」として、対比・類同の関係を通じてつらなる他の語群を「地」にしている。発語に際して、このような語選択の力動的体制がととのわぬときに、語性錯語があらわれる。

3　錯文法（Paragrammatism）の問題

前記の電文体失文法は、助詞、助動詞、その他の文の形態部が粗略になる点に特色があったが、これに対し、これらの文の文法的な部分が誤用される場合が予想される。たとえば、この種の誤用は、テニヲハの混同として、小児の文表現にみられる。これに相当する失語性の現象、つまり錯文法――「文法的表現手段の誤れる選択」（クライスト）――が、ドイツ語について記述されている。

日本語の錯文法とみなせるような現象は、助詞、助動詞、動詞の混乱であるが、多くは、この文法的部分が選択的に誤用されるのではなく、先行する語幹や語について錯語が伴っているのがふつうである。これらの文法的部分は先行する語幹や語とひとつの構音全体をつくって——いわゆる気息集団または語節——発音されるが、その全体に音韻的組成の障害があらわれるのである。これらの部分は、語の連語（syntax）の傾向を代表するものであるから、語節全体にあらわれる錯語は、錯文法とみなしてよいのであるが、現象面で、狭義の錯語たとえば音節性の錯語と見分けにくい。

しかし音節性錯語はほとんどなく、短い文を話すのには異常はないが、ながい文を語るときに、テニヲハを誤用することがある。表現能力に制限をうけながら、しかも前記の電文体失文法の図式によらずに、文表現をくわだてるときにあらわれるようである。[29]

このほか、喚語の困難や語性錯語と密接な関係をもつ文の障害がある。はっきり限定される意味をもった語がとぼしく（語彙の貧困）、語相互のあいだの意味のうえの連関も欠けていて、文脈が通らない。その反面、慣用句が常同的に反復される。濫用される語句は、ただ会話の間隙をうめるだけの辞礼的な役割しかないことが多い。この文障害は、文の意味部に欠陥があり、それが文の形態部に影響しているものとみられる。[30]

5　文字の障害

ここにあつかうのは、失語症に伴う失書症（agraphia）と失読症（alexia）である。失語症で、音韻の体制がくずれるとき、その記号である文字の体制にも障害がおよび、二、三の特色をもった失語性の失書症ないし失読症があらわれる[31]。

仮名は音節の記号であり、単音の記号といわれる欧米の文字とひとしく、表音文字に属するものであるから、多くの失語症の場合に、あらわな障害をこうむる。漢字は、表意文字とみられてはいるが、現在私たちの漢字のつかい方では、それはむしろ「語」の記号であって、語義をあらわすと同時に、語音を写している。原始的な象形文字とちがって、純粋に表意的な機能をいとなむのではない。したがって、多くの失語症で——象徴機能全体にかかわる基礎障害の有無の論議は別にしても——漢字の読み書きに障害がくる。

失語症における読み書きの障害が、仮名に関して重く、漢字に関して軽いことは、わが国の失語症研究でふるくから注意されてきた[32]。この相違は、漢字が表意文字であり、仮名が表音文字であるという点に関係づけて解釈されてきた。つまり、これらの文字を習得するとき、またはそれらをつかうときの、脳髄の機能体制の相違に帰するものとみられた。だが、語として書かれたときの視覚的形態の「良さ」、つまりゲシュタルト的要因も考慮されている[33]。

失語性の失書症ないし失読症における仮名と漢字との対照は、症例によって程度に差があり、文字の習得仕方に示される患者の素質的な型（視覚型、運動型、聴覚型）の影響を考えにいれねばならない。また、失語症の類型によっては、この対照が不鮮明なだけでなく、かえって逆の対照を示すこともある（後述）。

失語症に読み書きの障害が伴うことは、失語症が言語活動の末端、つまり言語音声の表出や受容の末梢器官に関する障害ではないことを示すのである。実際に発せられたり、聞かれたりする音声を、外言語というが、これに対し内的な言語活動の過程を、内言語とよび、この内言語が失語症でおかされるものとみる。[34] 内言語障害をあらわす代表的な症状は、錯語や失文法であるが、読み書きの症状もそれにかぞえられる。

1　失書症

前記の仮名と漢字の対照は、ブローカ失語症で——まま合併している右上肢の運動性麻痺が支障とならぬ限り——もっとも容易に観察できる（図2参照）。が、他の型の失語症でもおなじ現象がみられる（図3参照）。

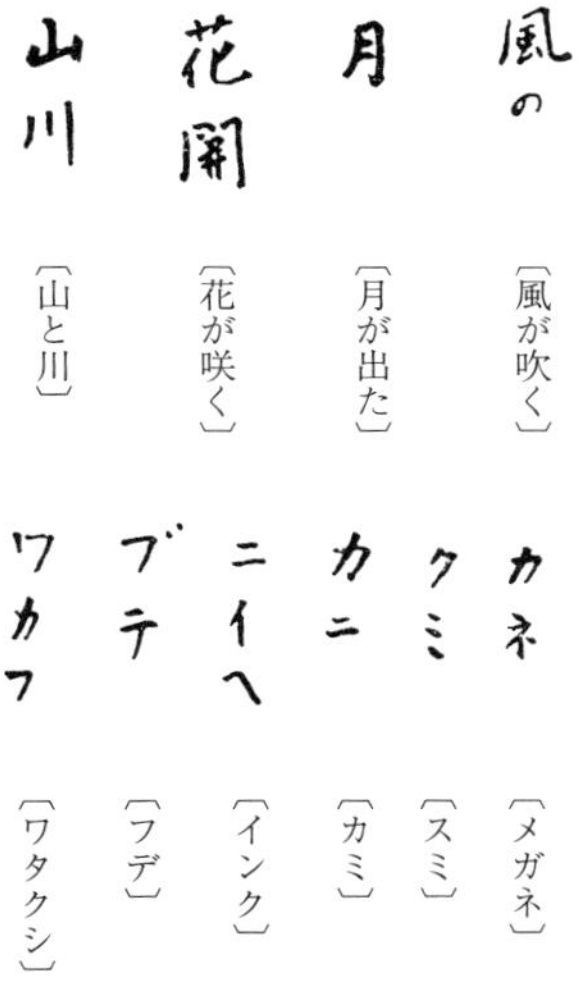

図2　ブローカ失語症の書取り

定型的な場合には、常用の漢字ならばほぼ正しく書くが、仮名は脱落するか、または錯書を示す。仮名の錯書は、字形に誤りはないが、記さるべき音節に相応していない。表音的に、音節の記号という役割をつとめていない。この種の患者が、音声言語の面で露呈する音節性錯語に照応する現象、すなわち音節錯語性の錯書で

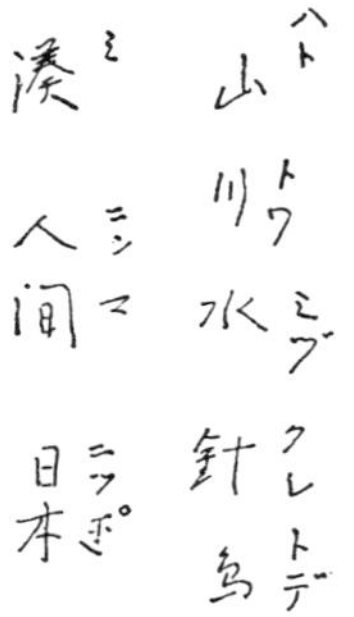

図３「伝導失語症」の書取り

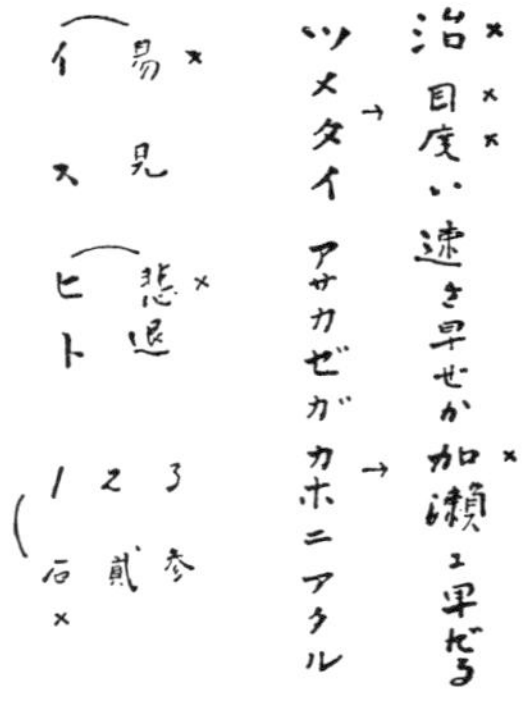

〔書取り〕　〔検者〕〔患者〕

図４

ある。

また、仮名で語を綴ることができないとき、語義の似た漢字で代用する錯書がある。「花が咲く」を「花開」と書くごとくである。

文を書かせると、当然のことだが、仮名が省略されたり、錯書される。仮名で書くべき助詞、助動詞、それからいわゆる送り仮名の部に相当する助動詞の活用を誤るために、形式的にみると、「書かれたる失文法」を呈する。「山の上に大きな木があります」を、「山上大木アリタス」と書いたりする。これは、音声言語における失文法と直接の関係はなく、ましてその文字にあらわれた反映ではない。

ある種の失語症（ウェルニッケ失語症など）では、字を書くときに、音声言語の影響をうけやすい。そのとき聞いた音声または想いうかんだ音声に影響され、そのために錯書する。言語音声の透過性がたかまっているのであって、これらの失語症におびただしい錯語とひとしく、音韻的体制の不安定なことに由来するのであろう。

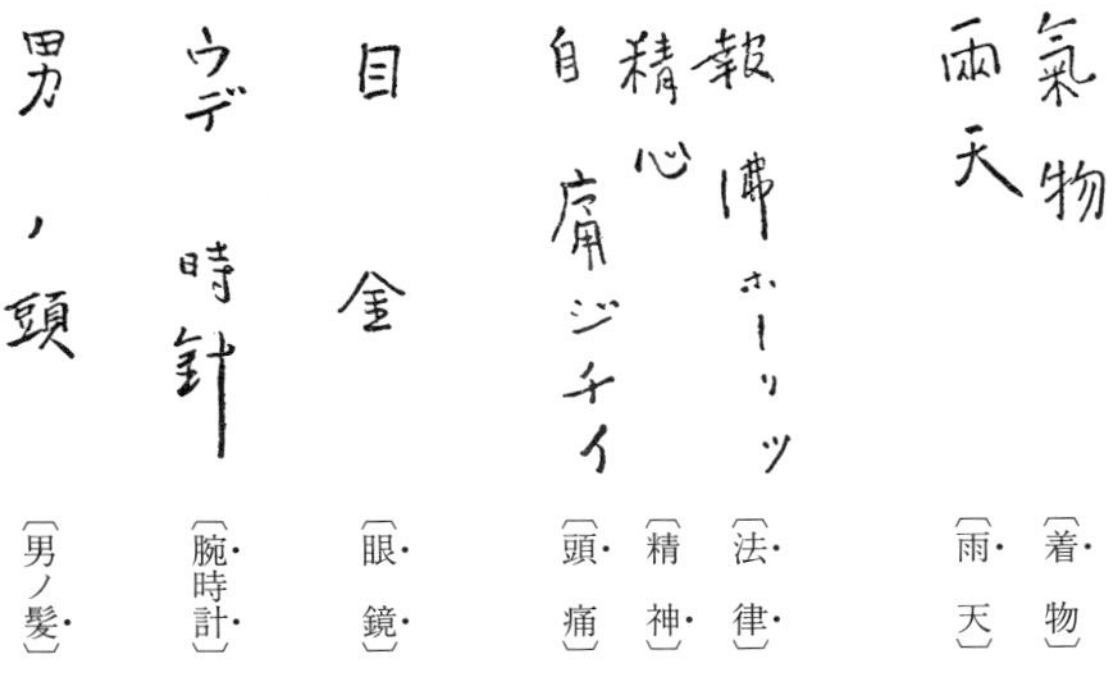

図５　左（自発書）右（書取り）

漢字と仮名の対照は、症例によっては、まったくみられない。漢字の錯書も著しいことがある。また、字形そのものがひどくくずれることもある。

比較的まれな失語症である語義失語症では、かえって漢字が書けない場合がある。もちろん漢字に習熟していた患者についての話である。この種の患者は、意味の理解を伴わぬ書取りをするのであるが、仮名で個々の音節を機械的に写してゆく。しいて漢字を書かせると独特な錯書があらわれる（図4参照）。錯書のうちで異様な点は、漢字をその音によってつかい、意味を無視して、あたかも表音文字のごとく用いることである[35]。

正常者も、まま、難しい漢字を想いだせないことがあるが、これに類した健忘性の現象が、健忘失語症の一部――けっして全部ではない――にみられる。図５は、そのような失語症者の自発書と書取りである。類音的な漢字の誤用、字形の類似にもとづく混同、および仮名の代用などの傾向がみとめられる。語義をはっきり把持している点で、語義失語症の場合と異なっている[36]。

2　失読症

言葉を音韻どおりに発音することに難渋する患者は、文字を読むときにも、口を動かしたり、囁き声をもらしたり、あらわに発音したりするのが通例である。完全に黙読することはほとんどない。しかも、その音読は頓挫しやすく、読み落としやくりかえしや混同などの錯読（paralexia）を示す。黙読に習熟する以前の段階にある正常者と同じように、内心で発音してみて読みの理解を助けようとするのであるが、その内的な発音[37]そのものができないのである。

音読の困難の程度は、漢字か仮名かという文字の性質、綴りの多少、字間の間隙の程度、常用漢字の挿入の有無などによってちがう。常用漢字はふつう音読しやすいが、かえって語性錯読をまねきやすい傾向もある。仮名についていえば、タバコ、マッチなどの、見なれたり言いなれた語を別として、いったいに綴りの多い多綴語ほど困難であるし、字間のすきまの広さで左右される。無意味に仮名を綴った語は困難である。

なお、失語性の失読症は、視覚性失読症とちがって、文字の視覚的形態の成全・分節に一次的な障害があるのではないが、視覚的形態の完結性の程度は、やはり読みの難易に影響している。

すべての失語症で、一定の語を個々の音節をあらわす文字に分節したり、逆に個々の文字から語を組みたてる操作——ふつう文字カードをつかって検査する——は、とくに難しい。この分節と成全との困難は、失語症の本質である、音声言語の形態的把握の障害を反映しているのだが、相当に回復した失語症の場合にもみられる。たとえば回復期のブローカ失語症は仮名の音読に際して次のような傾向を示す。

その一つは「うてん」を「うどん」と読むように、部分的に一致した語音を全体として発音し、文字に応じて正しく音節に分節していない。故意に誤って配列した仮名で綴った語を読ませると、たとえば「トキヨー」を「トウキョウ」、「デンヤシ」を「デンシャ」というふうに全体化して読みちがえる。

反対に、文字を追って個々の音節を読み、語音として全体化できない場合がある。いわゆる逐字読みがある。この読み方は、（a）シャとかギョのような拗音を示す仮名綴りを読むとき、（b）ポッポのごとき促音を示す仮名綴りを読むとき、（c）ケフとかクワジのような発音どおりでない歴史的仮名づかいを読むときには、明らかに錯読となる。

さて、重い失語症の場合は、たとえば漢字をみせたときなど、意味を理解していても音読できないのがふつうである。また誤って読んだとき、それが本来の錯読であるか、あるいは錯語性の発音にすぎないか、区別ができない。したがって、本来の失読症の有無は、黙読――文字理解――について調べねばならない。

このような文字理解の障害は、一般に、仮名について著しい。同じ語を綴った仮名と漢字をみせて、その意味する事物を指示させると、漢字の正解率がたかい[38]。これは、多くの失語症にあてはまることだが、語義失語症では、かえって仮名の正解率がたかいという例外もある[39]。

語義失語症では、仮名の音読はさほど困難でないが、漢字の音読には誤読が多い。たとえば、「門の外にかきの木が三本あります」という文を、「カンのガイに、かきのホンが、サンポンあります」というふうに読む。誤読は、音訓の混同、語義の混同、字形の混同などの形式をとるが、いずれも漢字の意味理解の困難に起因すると考えられる。

6　言語以外の症状

音声言語と文字言語をふくめて、言語活動が失語症で崩壊するのは当然であるが、言語以外にもいくつかの症状があらわれる。数字をつかう演算、図形の描写、左右上下などの空間関係に関した姿態の構成、色彩または事物の分類などである。言語または言語に類した象徴が、「行動の起始と遂行のあいだに介入している」（ヘッド）場合に、その行動が失語症では障害をうける。

1　演　算

イロハなどの系列語がわりにたもたれていることは前に述べたが、多くの患者は序数については心得ている。二つの数の大小を問うときなど、その数について序列を数えてゆき、あとに出た数を大きいものとみなす。

暗算は、数字を音声的に把持していなければならないので、かんたんな乗除加減も難しい。日常生活に支障のないほど回復したウェルニッケ失語症のある例は、数字の反唱は、二字までが限度であって、かんたんな加算にもたえず聞きなおして数をたしかめていた。

だが筆算でもいろいろ障害がある。乗除加減の意味をはっきり理解しないことがたびたびある。また二ケタ以上の演算で、しばしばケタを混同する。28＋5＝213のような演算をする。3なら3という数字を、たんに数をあらわす記号以上に、同時に単位（ケタ）の関係からみて操作することができない。このように、同時に二つ以上の枠（関係系）に関係づけて操作することは、演算にかぎらず、失語症者には難しい。

ヘッドの有名なテストにあるように、一定の時刻を時計の針で示すときにも、何分前あるいは何分後という場合に前後を混同する。また金銭の勘定についても、各種の貨幣の単位を混同したりする。

2　図形の構成

失語症者は、一次的な視覚性の空間的定位の障害をもっているのではないが、それに似た障害をあらわす。直接に視覚や運動感覚によって定位すること——行動空間における定位——はできるが、それを想像のうえで、または図形のうえで空間的に配置したり方向づけたりすることが困難である。患者は、診察室や居室についての、家具や道具の見取図をかくのが難しい。ひとつひとつの対象を細かく書いて、全体の空間的関係については粗略である。図式空間では定位しにくいのである。(40)

二つの三角形で矩形がつくられているときその一方を裏返しにしたらどうなるか、というような想像による図形の構成は、とくに難しい。このような空間関係を、眼前に思いうかべて描くことは、一般に、脳損傷者では困難である。

これらの障害の強さは、患者が病前から純粋に視覚的に空間的定位をしていたか、「前後」「左右」などの言葉の助けをかりていたかで、ちがうようである。

3　姿態の構成

身体をつかって想像のうえである姿態をつくること、ことに左右の関係、鼻、耳、眼など各部分の関係を、ただしく再現することが難しい。造形的な身振りの本質をなすものの障害である。対座して検者の姿態を模倣させるときは、鏡影像をつくる傾きがつよい[41]。

4　概念的操作

重い失語症についてその思考の過程を明らかにすることはできないが——コミュニケーションの手段が失われていることと脳損傷者に共通な疲労性亢進のためにこまかい検査ができない——軽症の失語症についてみると、やはり概念的思考に相当な障害がある。著者は、著しく回復した数名の失語症者について、知能検査を行なったことがあるが、やはり欠陥をみとめることができた[42]。

喚語の困難が、思考の進行におよぼす影響をロートマルがくわしく検討している。喚語ができないため、近縁な概念内容の区別ができず、それを明確にとらえられず、思考の進みが停頓したり、逸脱したりする。彼は、これを言語が思考に即応できないための結果として説明する。[43]

同じ健忘失語症の患者は、色彩や日常物品を、所属範疇に応じて選択分類する――秩序づけのテスト（Ordnungstest）――ことができないことがある。これはゴルトシュタインが、健忘失語症の本質を「範疇的態度」の障害とみなす仮説の論拠としたので有名である。しかし、彼の仮説について専門家のあいだに異論が多いのは前述したが、このテストの結果と喚語困難とには、単純な並行関係はないようである。[44]

7　失語症者の脳

失語症は、大脳のある部位をおかした病巣によっておこる。これに疑問の余地はないが、どんな失語症状群があらわれるかは、病巣の部位すなわち局在だけではきまらない。病前の言語習慣によっても罹病後の症状群がちがうが、これを論外にしても、病巣のしめる部位のほかに、その範囲や、脳実質をおかすその強度や、病巣のほかの脳部位の状態によって影響をうける。もともと失語症状群は、脳の一定部位の機能の脱落を直接にあらわすものではなく、そういう局在した病巣をもつ脳全体の反応仕方を示すものである。

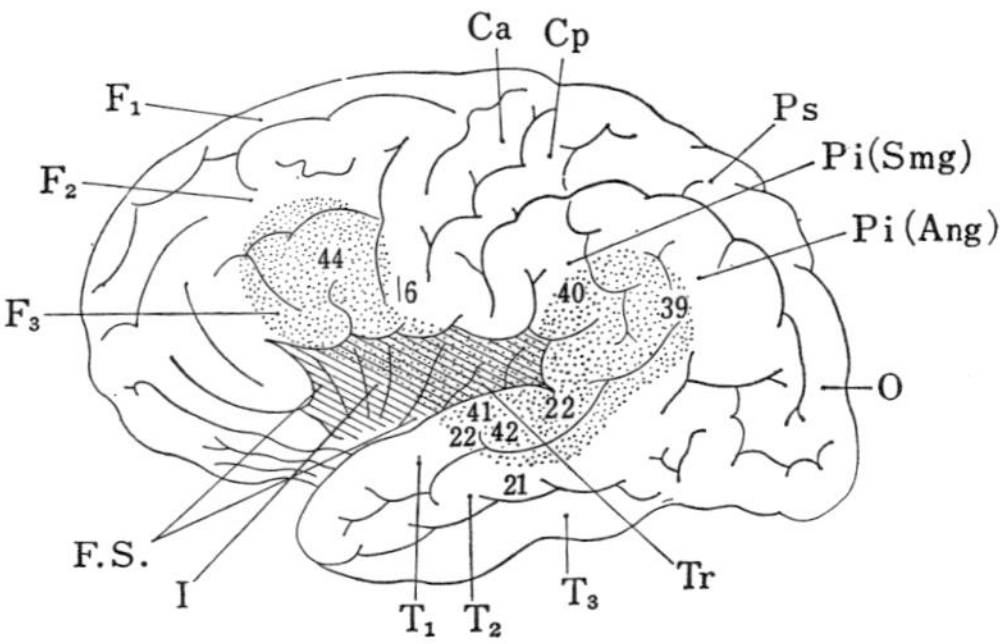

= 失語領域

数字は Brodmann 領野

F_1：第一前頭脳回
F_2：第二前頭脳回
F_3：第三前頭脳回
Ca：前中心回
Cp：後中心回
F.S.：ジルヴィ氏溝
O：後頭脳
I：島脳

Ps：頭頂脳上葉
Pi：頭頂脳下葉
Ang：隅角回
Smg：上縁回
T_1：第一側頭脳回
T_2：第二側頭脳回
T_3：第三側頭脳回
Tr：横回

図6

1　左の脳半球の優位

失語症をおこす病巣は、病前に右手ききの患者ならば、ほとんどつねに左の脳半球にある。しかし、この通則には例外がある。病前に右手ききであっても、「交叉性の失語症」といって、右の脳半球に病巣のある症例がある。その多くは、いわゆる両手きき（ambidextry）であって、いわば潜在的な左手ききとみられている。

ふつう、左の脳半球が言語活動について優位をしめるとしても、その際右の脳半球がなんの役割をもたぬわけではない。右手ききの患者で、右の脳半球に損傷をうけて直後の時期に、一時的に軽い失語症状を示す場合がある。また、左右の脳半球の対称部位に病巣をもつ失語症が回復傾向を示さずに固定するという報告もある。左の脳半球が言語活動において指導的役割をもつにしても、右の半球もその補助的役割をになうものと想定される。

2　言語領域

損傷をうけて失語症状群をひきおこす部位を言語領域または失語領域とよんでいる。言語領域といっても、そこに言語機能が宿っているという意味ではなく、そこが損傷されると失語症になるという意味である。[45] その部位と範囲について、むかしウェルニッケが第一原回（erste Urwindungen—独）を予想した。これはジルヴィ溝（fossa Sylvii—羅）をかこむ脳回の総称であるが、しかし彼自身も、ジルヴィ溝の前端をはさむところの前頭脳と側頭脳の部分をのぞいているし、また両中心回の下端を除外している。それから、ジルヴィ溝に直接に接していないが、第二側頭回と隅角回を加えている。その後、多くの学者が言語領域の範囲をよりくわしく限定しているが、だいたいの輪郭は大同小異である。代表的な見解としてリープマンの図表がたびたびつかわれている。

いわゆる全体論の代表者とみられるゴルトシュタインのような学者も、言語領域の範囲に関しては、古典学者と著しい違いのない見解を示している。(46)

古典学者の見解に対してマリーは、ブローカ領域（第三前頭脳回脚部）を否定した。これはブローカ失語症を構音不能とウェルニッケ失語症の合併とみなした彼の改訂説から当然のことである。なお、古典学者が言語領域から除外した前中心回の下端（弁蓋部）の損傷が、失語症をおこす可能性のあることを、強調している学者もいる（ニースル＝フォン・マイエンドルフ）。

3　前頭脳領域

前頭脳にある言語領域の部分は、第三前頭脳回の脚部と、その後方に接する前中心回の下部、すなわち中心弁蓋をふくんでいる。第三前頭脳回の脚部は、いわゆるブローカ失語症の病巣部位であるとするのが、今日につたえられた昔からの見解であるのだが、いま一般に教科書に記されているように、動かしがたい定説であるともいえない。

ブローカ領域に近接した部位、すなわち中心弁蓋や島脳の前半、さらに第二前頭脳回を、ひろく

「運動失語症」をおこす領野とみなしているリープマンのような古典学者もいる。中心弁蓋部の損傷によって、より要素的な型の失語症――「音啞」(Lautstummheit―独)――がくるというクライストのような見方もある。

ブローカ領域の損傷によってブローカ失語症が発現しなかったか、あるいはごく一過性であったという、いわゆる陰性例が文献にある(モナコフがこれらの例を集録している)。

また逆に、臨床的にブローカ型の失語症の病像を示した例で、この領域にはまったく病変がなく、かえって側頭脳に病巣のあることがある。この「側頭脳性の語啞」は案外に少なくないようである。ブローカ失語症の亜型である「純粋語啞」の病巣部位については、ふるくから論議がくりかえされたが、それはあまり専門に深いりするから省略する。

4　側頭脳領域

ウェルニッケ失語症が、側頭脳の言語領域の損傷に由来することは、まず疑いのない事実であるが、その精密な範囲がきまっているわけではない。第一側頭脳回の後方三分の一にあたる部位、すなわち狭義のウェルニッケ領域に焦点があるのは、ほぼ確実とみられているが――もっと前方部位を想定している学者もいる。――それ以上のくわしい範囲の設定が問題になっている。

第一に聴覚中枢とみられる横回(Querwindung―独)との関係が問題になる。横回におよぶ病巣を主張する意見(ニースル＝フォン・マイエンドルフ、その他)と横回を除外する意見(ヘンシェン、その他)

とが対立している。また、横回に聴覚中枢の機能のほかに、かんたんな形式の言語理解をいとなむ働きを帰している意見（クェンゼルやミンコウスキー）もある。

次に、ウェルニッケ領域の外側で、これに接している第二側頭脳回や頭頂脳の一部との関係が問題になる。この近接領域は「拡大されたウェルニッケ領域」とよばれている。この近接領域だけがおかされて、狭義のウェルニッケ領域が健全なら、いわゆるウェルニッケ失語症はおこらない、という意見（クライスト）もあるが、多くは基礎疾患の性質上、同時に障害をうけていて、判定しにくい。この問題は、解決は不可能であるともらしている学者（ボンヴィチニ）もいる。

ウェルニッケ失語症の局在をきめるのが困難な理由は、ひとつには、この失語症の経過が変化に富み、その経過中に他の類型に移行してゆくことが多いためであると思う。後期の固定した状態、つまり残遺症状だけを、解剖後に見出した病巣部位と関係づけるのが慣習になっているが、残遺症状を固定させる要因は、病巣を中心とした脳組織の解剖的変化によるだけではないから、問題は複雑である。

5　側頭脳－頭頂脳領域

第二側頭回から頭頂脳にかけて――つまり狭義のウェルニッケ領域の周辺をかこむ部位――限局した病巣があって、健忘失語症があらわれることがある。

だが、逆に健忘失語症がすべてこの脳部位に病巣をもつとはいえない。この失語症は、「側頭脳の損傷に影のようにつきまとう」（ヘンシェン）のである。

ウェルニッケ領域をふくむ側頭脳、頭頂脳領域の広汎な、しかし脳実質をおかす程度のよわい病変が、しばしば健忘失語症や語義失語症をひきおこす。脳萎縮のようにびまん性の病変による場合と、わりに小さな脳軟化の病巣が散在している（多発性病巣）場合とがある。健忘失語症や語義失語症では、脳実質を完全に破壊するひとつの限局した病巣よりも、破壊の程度のよわい、広汎な範囲にわたってびまんまたは散在する病巣をもつことが多い。

健忘失語症の場合、狭義のウェルニッケ領域の病巣の有無については異論があり、その部分的損傷を主張する見解もある。健忘失語症がウェルニッケ失語症の回復期に多くあらわれることを説明するのに便利であるが、病巣が実際にその狭い部分に限局していることはまずない。

語義失語症と著者がよぶ病像は、むかし超皮質性失語症と言われたものの一部、ゴルトシュタインが「真の超皮質性失語症」とよんだものに、ほぼ相当するのだが、こういう類型の失語症をおこす病巣部位については、資料がとぼしいので判定が難しい。著者は、第二第三側頭脳回とそれに接する頭頂脳にわたるひろい範囲を考え、その範囲での損傷の程度は、健忘失語症の場合よりも強度であると推定している。さらに、この範囲以外の部分、ことに頭頂脳を中心とした全脳皮質の軽い病変が合併するのが通例だろう。

注

（1）　ブローカの報告例は、二例とも、談話喪失（la perte de la parole—仏）の状態であって、のちに古典学派が運動失語症とよんだ類型の定型的なものであり、ブローカは aphémie とよんだ。彼は、「患者は構音の仕方をしらないから答えられない」のであり、「語を構音するに必要な操作の記憶をうしなっている」と定義している。そして、解剖学的所見を示したうえで、構音の能力が成り立つためには、左の脳半球の第三前頭回が健全なことが要件であると結論した。彼の推論は、まことに慎重であった。その二例報告が異常な反響をよんだのは、言葉の局在論がガルの骨相学の流れをくむ疑似科学と蔑視されていた風潮のなかで、当時としては非難の余地のない観察の鋭利周到さにあったと言われている。学界は彼に協力し、翌年の学会には十数例の似た症例があつめられたという。

(2) ジャクソンは、「神経学におけるもっとも深い思索家」(ピック)とまでいわれる独創的な着想のゆたかな学者であったが、当時の英国の進化論的思想——スペンサー——の影響をつよくうけていた。病気による有機体の変化は、進化の逆行としての解体(dissolution)であるという仮説を神経系統の疾患に適用した。かんたんにいうと複雑に体制化された有意的行動をいとなむ段階から、単純な体制をもった自動的な行動をする段階にもどることである。この解体は、二重の症状となってあらわれる。つまり、一面では高次の行動様式がうしなわれ(陰性症状)、他面では低次の行動様式が表面化する(陽性症状)。失語症の場合には、うしなわれるのは知性的な談話(intellectual speech)であり、たもたれているのは情緒的な談話(emotional speech)である。前者は、ただ言葉を話すだけのことでなく、ものごとを叙述する(propositionize)ことである。ところで、「言葉の叙述的価値(propositional value)を判定するには、言葉のつかい方による。イエスとかノーという語が、肯定や否定の意味につかわれるなら、それは叙述である。が、これらの語は間投詞のようにも用いられる……中略……談話喪失の患者も、ときにノーという語を発するが、それはおもに間投詞的な感情的なつかい方であって、叙述的なものではない。いろいろな音調とともに感情の表現として発せられるのである。もっとも、ときに叙述的なつかい方をすることもあるが、それでも正常な水準には達しないのであって、ノーと返答することはあっても、もう一度言ってみろと命じられると、そのノーをくりかえすことはできない……中略……彼らは、折りにふれては罵言を吐いたり、〝こっちへこい〟のような句を再三発したりする。これは、構造のうえでは叙述であるが、つかい方はそうではない。なにかの機会にそれを口にするが、話そうと試みたときにはそれを言えない」(Selected Writings. I. p. 159–160.)

なお、局在論に関しては、「話しをできなくする損傷の局在と、話しそのものの局在とはまったく別の二つのことがらである」と明言し、病巣の局在と機能の局在とを区別する方法論的自覚を示している。そして、機能の局在については、

「脳機能の二元性」という仮説を立てる。左半球は言葉の叙述的な使用に指導的な役をはたす。叙述には「語句の無意識的な喚起」が先行するが、これは右半球でもいとなまれ、「語の自動的な使用を有意的な活用に溶けこませる」のは左半球の役目である。

（3）トルーソー（1864）、ファルレ（Falret, 1865）、とくにクスマウル（Kussmaul, 1874）。

（4）この用語は周知のように今日も慣用されている。同じころ、クスマウルは、「語唖」（Wortstummheit—独）と「語聾」（Worttaub-heit—独）という用語をつかったが、これも慣用されている。

（5）この図式は左図のように書かれる。

ａ＝言語の聴覚中枢。語音像が局在するウェルニッケ領域の脳皮質。
ｂ＝言語の運動中枢。ブローカ領域の脳皮質。
Ｂ＝概念中枢

この図式からみて、言葉を聞いて理解する過程は、ａ→Ｂ、の経路をとり、言葉の模倣つまり模倣語は、ａ→ｂまたはａ→Ｂ→ｂの経路をとる。自発的な表現は、Ｂ→ｂの直接的経路もあるが、聴覚的統御を必要とするので、Ｂ→ａ→ｂの路をすすむ。言語の聴覚的表象と運動的表象は緊密に結合していて（ａ＋ｂ＝ｃ）、自発的な言葉でも前者が同時に喚びおこされる。この結合がたたれて聴覚的統御が失われたとき錯語があらわれる。

このように図示される中枢と経路のどこに障害があるかによって、七型の失語症が推定される。

1　皮質性感覚失語症（corticale sensorische Aphasie.—独）
言語感覚中枢の損傷により、言語理解と模倣語に障害をうける。自発語もａの統御をうしなうので錯語を示す。

2　皮質下性感覚失語症（subcorticale sens. Aph.—独）
皮質にある言語感覚中枢に達する皮質下の経路の切断により、理解と模倣ができなくなるが、語概念（a+b=c）は健全であるから錯語を示さない。

3　超皮質性感覚失語症（transcorticale sens. Aph.—独）

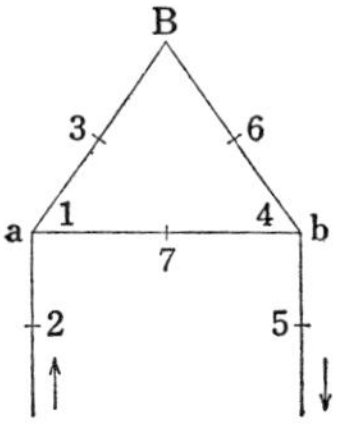

図1

感覚中枢から概念中枢——といっても限局した部位を指すのでなく、広汎な脳皮質の各部位が想定されていて、「超皮質」とは、「皮質相互間」(intercortical)と同義である——にいたる経路の切断された場合であって、語の理解(意味の理解)はできないが、語音は正しくとらえられ、したがって理解を伴わぬが模倣語はできる。自発語はB→a→bの経路を通らぬため錯語をまぬかれない。

4 皮質性運動失語症(corticale motorische Aph.—独)

運動中枢の損傷により自発語と模倣語ができなくなる。語概念がそこなわれるのでその症状があらわれる。

5 皮質下性運動失語症(subcortical mot. Aph.—独)

自発語と模倣語ができないが、語概念は健全である。

6 超皮質性運動失語症(transcorticale mot. Aph.—独)

B→bの経路の切断のため自発語が減ずるが模倣語はたもたれる。

7 伝導性失語症(Leitungsaphasie—独)

伝導経路a—bの切断により、模倣語の障害を主症状とし、自発語模倣語のいずれにも多くの錯語を示す。

(6) フロイト(Freud)、シュトルヒ(Storch)など。

(7) P・マリーは多年にわたる経験をもとにして立論したのであるが、また、デュピュイトラン博物館に保管されていたブローカの症例二例の歴史的な脳を検討して、病巣の範囲はひろく後方にまたがり、ウェルニッケ領域をふくむといった。なお彼の弟子ムーティエ(Moutier)によると、構音不能という用語は、ひろい意味でつかわれている。つまり言語筋群の麻痺のような話す運動能力(pouvoir parler—仏)の障害だけでなく、運動の仕方を解さぬための(savoir parler—仏)障害も構音不能とよんでいる。この意味の構音不能はブローカのaphémieと異ならない。マリー自身も、のちにaphémieとよんでいたそうである。すると、構音不能とするか失語症とするかは、言葉の論争とみられる面が多分にある。

(8) 語詞性失語症(verbal aphasia)、統語性失語症(syntactical aphasia)、名辞性失語症(nominal aphasia)、意味性失語症(semantic aphasia)、というふうに言語学の用語で四つの類型をわけた。しかし内容的には、語詞性失語症はブローカ失語症にほぼ一致し、統語性失語症はウェルニッケ失語症と重複する点が多い。名辞性失語症は、健忘性失語症と超皮質性感覚失語症との移行型を想わせる。意味性失語症はふつうは失認症(agnosia)に数えられる同時認識障害(simultaneous agnosia)や、構成失行症(constructive apraxia)にいれられる空間関係についての障害や、行為の目的を見失うような知的な障害を示している。狭義の言葉に関する障害は、軽症の超皮質性失語症を連想させる程度である。

Head, H.: *Aphasia and Kindred Disorders of Speech*. Vol. I. II. 1926.

(9) 色名健忘症を健忘失語症の一型とみなす点に問題がある。ゴルトシュタインの症例（Fall Th.）は、色名を名づけられぬほかに、色名を聞いて該当した色を指示するのも困難であった。ふつう健忘失語症は名称の再認は容易である。また、色名だけにかぎられた健忘を、色彩失認症（color agnosia）の軽症な場合とみる意見がある。失語症とはちがう視覚性失読症に伴うことが多く、著者もその例を経験している。ゴルトシュタインの観察と記述はみごとであるが、それはむしろ失認症論に貢献するのではなかろうか。

なお、ゴルトシュタインの構想は、脳病理学全般、いな有機体の構成から人間性にまでおよぶ広大なものだが、それは省略する。失語症論にしても、全貌をつたえる余地はない。くわしくは左記の原著を参照されたい。彼の論旨は精神医学の専門家よりも心理学者や言語学者のあいだに流布したようである。

Gelb, A. u. Goldstein, K.: Über Farbennamenamnesie, nebst Bemerkungen über das Wesen der amnestischen Aphasie überhaupt und die Beziehung zwischen Sprache und den Verhalten zur Umwelt. *Psychologische Forschung*, 6, 1924.

Goldstein, K.: *Der Aufbau des Organismus*. 1934.

Goldstein, K.: *Language and Language Disturbances*. 1948.

Goldstein, K.: *Human Natuere*. 1951.

(10) Conrad, K.: Aphasie, Agnosie, Apraxie. *Fschr. Neurol.*, 19, 1951 による。

(11) 筆者の手もとにないが、フランスの学者にもこの傾向を代表する著書があると言われる。

Alajouanine, Th. et P. Mozziconnaci: *L'aphasie et la desintegration fonctionnelle du language*. Sem. Hop. Paris, 1949.

Ombredane, A.: *L'aphasie et l'évolutions de la pensée explicite*. Presse Universitaire de France, 1951.

(12) コンラートの見解は、Conrad, K: Über den Begriff der Vorgestalt und seine Bedeutung für die Hirnpathologie. *Nervenarzt*, 18, 1947. 以下、精神医学の専門雑誌に、十数篇におよんでひきつづき発表されている。

(13) Frend, E. D.: Recent Trends in Aphasic Research. *Amer. J. Psychiat.*, 110, 1953 によると、ソシュール学派の言語理論によったF・グリューウェルの業績がある。

(14) 日本語の特性があるので比較に困難な点もあるが、この語義失語症という類型は、ゴルトシュタインが以前に多数の文献例や自家例について、超皮質性失語症を整理したとき、混合型超皮質性失語症第一型とよんだものに相当する。また、ヘッドが名辞性失語症とした類型、クライストが別の立場からやはり名辞性失語症（Namenaphasie）とよんだものと、多くの点で類似している。

Goldstein, K.: *Die transcorticalen* Aphasien. 1917.

Head, H.: *Aphasia and Kindred Disorders of Speech*. 1926.

Kleist, K.: *Gehirnpathologie*. 1934.

(15) しかし実際問題としては、この両者の区別がきわめて困難なことが少なくない。

(16) 発音しようと欲する音声の型のことを、むかしの失語症論ではふるくからの内省心理学の立場で、内的な音響像 inneres Klangbild といっているが、語唖の患者は、この音響像のとおりに発音できないだけでなく、それを再生することが困難なのである。語唖であった状態について内省のできるまれな症例について、そのような内的言語の障害の体験が記述されている。

Brobeil, A. und Stallwitz, G.: Beiträge zur Aphasielehre. Rückbildungserscheinungen bei totaler Aphasie. *Arch. Psychiat. Nervenkr*. 109, 1953.

(17) リープマン以来、これを言語筋群に関する失行症とみなす見方が多い。

(18) ドイツ語では、sch, pt の子音が困難であるという（クライスト、フォースター）。

(19) ジャクソンの引用したペイジェット（Paget）の観察例は、喧嘩して左頭部をきずつけられ、そのため語唖となったが、“I want protection”の句を残したという。またジャクソン自身のみた症例は、線路信号手であったが、番小屋前で倒れて語唖になって、“Come on”という残余語を示したという。またラッセル（Russel）の症例は、目録の整理を終えるときに発作におそわれ、のちに“List complete”の句を残したという。ピック（Pick）も、卒中発作の直前に唄っていた歌詞の一部をのこした症例を記述している。ジャクソンやピックの見解はまことに興味ぶかいが、これを実証するのはなかなか難しい。私はまだその定型的な例を経験していない。だが次のような失書症の例があった。彼女は、発作直前に子供に「五」という習字を教えていたが、罹患後なにも書けなくなったとき、ただ「五」という字だけを書き、姓名その他を書くときも、いつも「五」と書いていた。この例は失語症ではないが、一定の文字が残るという残遺の機制は同じであって、発作直前に未完了であった行動の型が保続するものとみてよいであろう。

(20) 大脳のブローカ領域の前方、前頭脳の三角部（pars triangularis—羅）に病巣のおよんでいる場合（フォースター、初期のゴルトシュタイン）とみたり、線状体—蒼球系（Strio-pallidäres System—独）の病巣の合併があるとみる（クライスト）局在論的見解がある。なお発語能力はそれほど障害されていないのに自発的に発語する衝迫を欠いている場合は、むかし「超皮質性運動失語症」（transcorticale motorische Aphasie）とよんだものにあたる。

(21) ある能力に障害をうけた脳損傷者が、その能力を発揮せねばならぬ——したがって障害を露呈せねばならぬ——状況におかれたとき、つよい不安とともに混乱におちいる現象を、ゴルトシュタインはカタストロフ反応（catastroph reaction）とよんでいる。脳損傷者は、そのような状況を避けて、生活圏をせまくかぎって、そのなかで安定した状態をたもっている。

(22) 電文体失文法は、最初にフランス語について、のちにドイツ語について多く観察されている。接続詞、前置詞、冠詞などの品詞が省略され、名詞、動詞、形容詞などの語尾変化が簡略化される——不定法——という。まれに語順も転倒する。これら有形無形の要素が、印欧語における形態部であることはいうまでもない。

なお、私は一般文法論の立場から、日本語の失文法をあつかった。日本語の文法が印欧語系統の屈折語とちがって、膠着語に属することはもちろんであって、そのため現象的には西欧語の失文法と比較もできぬくらいの特殊性をあらわす。だが、それは西欧語の電文体失文法との本質的な——言語病理学的な——相違を示す論拠とはならない。

なお、日本語の電文体失文法については、

井村恒郎「失語——日本語における特性」精神神経学雑誌、四七巻、一九四三年。

大橋博司「失文法——日本語における二三の特質について」精神神経学雑誌、五四巻、一九五二年。ここにくわしい症例分析が行なわれている。

西欧の失文法（といっても主としてドイツ語であるが）をあつかった文献は多いが、総説としては、

Pick, A.: *Die agrammatische Sprachstörungen*. 1913.

Isserlin, M.: *Aphasie. Bumke-Foerster's Handbuch der Neurologie Bd*. VI. 1936.

(23) 老人のびまん性の脳疾患、たとえばピック氏病やアルツハイマー氏病による失語症に、こういう現象がある。

(24) この症状は、ウェルニッケ失語症の初期、ことに「純粋語聾」の例（リープマン、ボンヴィツィーニの例）でみられている。クライストはこれを「聴覚性注意の障害」とよび、特定の病巣部位を考えているが、一方では聾（皮質聾）との

区別が難しいし、他方では、重いウェルニッケ失語症の初期にままみられる失語症の無自覚という現象との関係が問題であると思う。

(25) K・ハイルブロンナーは「字性錯語」のかわりに、「語歪形」(Wortentstellung—独)という術語をつかっている。G・ミンガッツィーニは「音節性錯語」(syllabäre Paraphasie—独)という術語をつかっている。「語性錯語」の術語は、そのまま保存されてよいのだから、これに並列して、音節性錯語と、それから音節をつくる単音(母音と子音)の混同や脱落を示す「単音性錯語」と、三種類にわけるのが形式的には正しいであろう。

(26) Schenk. V. W. D.: Troubles des phonèmes en cas d'aphasie sensorielle. *L'encéphale*, 42, 1953.
Goldstein, K.: *Language and Language Disturbances*. 1948, p. 44.

(27) V. W. D. Schenk 前掲論文。失語症におけるこの種の音韻論的な研究は、主にフランス学派のA・オンブルダン、Th・アラジュアニーヌなど関心をもっているのだが、残念ながらその文献を参照することができなかった。この方面の問題に興味をもたれる読者のために、文献の名まえだけを記しておく。
Ombredane, A.: *Le language in nouveau traité de physiologie*. G. Dumas, Paris, 1932.
Ombredane, A.: *L'aphasie et l'évolutions de la pensée explicite*. Presse Universitaire de France, 1951.
Alajouanine, Th. et Mozziconnacci P.: *L'aphasie et la désintegration fonctionelle du language*. Sem. Hop. Paris, 1949.

(28) 語性錯語は、音節性錯語と厳密に区別できない。音節性の錯語が偶然に語性錯語の形をとる。たとえば、筆のことをフダと言った場合、ただ音節の類音的な置き換えであって、「札」を意味するフダと、音韻的形態は似ているが、強勢がちがっていることがある。しかし、音節の水準の錯語と語の水準の錯語との関係は、移行しあうのであって、もともと一線をひいて区別することはできない。

(29) 井村恒郎「失語——日本語における特性」精神神経学雑誌、第四七巻、一九四三年。(本書六五—一〇八頁)

(30) 同右。

(31) 失語性の読み書きの障害とは異なるものとして、失行性の失書症や失認性の失読症がある。
前者は、文字の空間的形態の構成仕方がわからなくなるばあいであり、構成失行症(constructive apraxia)の部分現象とみられ、構成失書症(constructive agraphia)と言われる。字形各部の空間的関係を再現できないのであって、自発書にも書取りにも模書にも、ひとしくいわゆる空間錯誤(Raumfehler—独)があらわれる。模書も障害される点と空間錯誤を主とする錯書（paragraphia）の形式を示す点で、失語性の失書症と区別される。

失認性の失読症とは、視覚性失読症（visual alexia）のことである。純粋失読症（pure alexia）ともいう。文字の視覚的形態の知覚にきわだった障害がある。失語性のものとちがって、模書がきわめて困難であるのに反し、自発書や書取りがたやすいのである。

(32)　ふるく三浦謹之助博士の指摘以来、三宅、浅山、山本、青木、福田、木村、小谷、秋元、阪本の諸氏の観察がある。主にブローカ失語症についての観察であるが、ウェルニッケ失語症（青木）、伝導失語症（秋元）、健忘失語症（小谷、青木）についても同じ現象が観察されている。

(33)　小谷庄四郎「失読・失書症の一例――特にその失読症の二三の病心理学的特徴に就て」実験心理学研究、第二巻、一九三五年。

阪本三郎「失読症における漢字仮名問題への寄与」大阪日赤医学、第四巻、一九四〇年。

(34)　内言語に障害があれば、当然、外言語にそれがあらわれる。内言語障害の症状がごく軽微であるのに外言語障害が重篤な場合がある。すなわち言語音声の表現あるいは理解だけが選択的におかされた感をあたえる場合である。これが「純粋語唖」あるいは「純粋語聾」である。

(35)　井村恒郎「失語――日本語における特性」精神神経学雑誌、第四七巻、一九四三年。（本書六五―一〇八頁）

岡本重一「失書失読、計算障碍を主症候とする一失語症例の分析」心理、四号、一九四八年。

(36)　ドイツ語についてゴルトシュタインが、アルファベットの名称を聞いてその字形を再生できずに、その発音どおりに名称を綴る場合を、健忘失語症の失書症状として強調したことがある。たとえば、Vを fau と書き、Cを ze と書くという。漢字の類音的な錯書に相応する現象であろう。

(37)　この内的な発語運動をシリング（Schilling）は「内言語の運動的部分」といっている。失語性の失読症は、このような内言語、つまり音韻どおりの発音仕方を失うことと密接な関係がある。

(38)　文字理解における漢字と仮名の難易を比較するには、視覚的形態そのものの差が問題になる。同じ語を漢字で記したときと、仮名で記したときとは、文字群の全体の完結性が非常にちがう。一、二の文字を中心として数個の文字群を同時的に全体としてとらえるのがふつうの読み方であるが、仮名で綴った語は、同じ意味の漢字にくらべて、多綴となり、字間の間隙も多く、個々の文字は独立した部分となって全体の視覚的形態は、まとまりがよわい。したがって、その全体像には、一定の意味の記号としての個性的、示差的な性格がとぼしい。漢字だけの理解についてみても、熟語の理解が、その部分である単語の理解よりも容易なこともままあるのである。これらのことは、小谷、阪本の両氏がくわしく検討した（前記論文）。

（39） 岡本重一「失書失読、計算障碍を主症候とする一失語症例の分析」心理、四号、一九四八年。

（40） 「展開空間」における定位の障害とA・A・グリュンバウムやE・カッシーラーはいう。v・ウェルコムその他の全体論者が、この種の観察をこまかに行なった。

（41） Head, H.: *Aphasia and Kindred Disorders of Speech.* 1926.
井村恒郎「失語症における失行性症状」精神神経学雑誌、第四四巻、一九三九年。

（42） 脳研式知能検査（旧）と田中B式知能検査を、頭部戦傷による失語症者について行なった。失語症をふくむ脳髄各部位の脳損傷者一〇〇名と、正常な衛生兵一〇〇名を対照した。知能検査の総点は、いずれのテストでも、脳損傷者と正常者とのあいだには有意の差がある。失語症者数名と脳損傷者のあいだには有意の差はない。ただし、文字をつかう充填テスト（脳研式第二問）は、失語症者でとくに低劣である。（なお、この調査は学会で報告したが、文書では未発表）

（43） Lotmar, F.: Zur Kenntnis der erschwerten Wortfindung und ihrer Bedeutung für das Aphasischen. *Schweiz. Arch. Neurol. Psychiat.* 5, 1919; 6, 1920.
Lotmar, F.: Zur Pathophysiologie der erschwerten Wortfindung bei Aphasischen. *Schweiz. Arch. Neurol. Psychiat.*, 30, 1933.

（44） Isserlin, M., Gräfin, U., Kuenburg u. Hofbauer などの追試による批判、これに対しゴルトシュタイン側からは、Eva Rothmann, Siekmann の反駁。
諏訪望「思考言語過程の障害としての失語症状」精神神経学雑誌、四七巻、一九四三年。

（45） ペンフィールド（Penfield）の近頃の実験によると、このいわゆる言語領域にあたる前頭、側頭、頭頂の部分に電気刺激を加えても、被検者は分節した言葉を発しない。叫ぶような発声、吸う運動、のみこむ運動などの生得の型の動作があらわれる。被検者が話しているときは、その発語は刺激とともに停止する。後天的に習得した機能は制止されるらしい。
Penfield, W. and Rasmussen, Th.: Vocalistion and Arrest of Speech. *Arch. Neurol. Psychiat.* 61, 1949.

（46） 人間の脳に関するかぎり、ラシュリー（Laschley）が鼠の脳で実験したような、各部位の等価性（equipotentiality）

は、すぐに実証するわけにゆかない。脳病理学が誕生したばかりのむかし、フルーランが、大脳皮質の機能が一様に等価であるとみなしたが、こういう極端な全体論を、現在の主として心理学的な立場にたつ全体論者も、そのまま継承しているのではない。病巣の局在部位によって症状の異なることには議論の余地はない。これらの相違する臨床症状を分析してみると、構造の一致した点があることから、この形式的一致を、ある範囲で、病巣部位にかかわりのない脳の「基礎機能」の障害によるものとみなしたのである。

失　語——日本語における特性

1　はじめに

周知のごとく、失語の研究はもっぱら英仏独などの欧州の言語について行なわれた。したがってその成果をわが国の失語に適用する場合には日本語の特性に関する若干の考慮が必要である。また、次のように考えることもできる。すなわち、日本語の特性を通じて考察することによって、従来の研究をもって究明しつくされた観のある失語症候論にいくばくかの知見を補うことも可能である。

日本語の特性とみなされる点は多々あるが、著者はここに文法と文字の問題を扱おうと思う。失語における文構成の異常すなわち失文法（Agrammatismus）と失語における書字言語の障害すなわち失語性失書・失読の二つである。いうまでもなく、日本語は付着語と称されるごとき文構造をもち、屈折語といわれる印欧語系統の言語とは文の構成の仕方において著しく相違している。また、わが国の文字が漢字と仮名の併用から成り立ち、いわゆる表意文字たる漢字はもちろんであるが、仮名といえども音節文字であって欧米の単音文字とただちに同視しがたいことも贅言を要しない。

1 症例の分類

本論文の課題について資料とした症例は総数五一例であるが、これを基礎疾患によって類別すると表1のようになる。この諸疾患のうち主として脳出血および脳軟化例を用い、他の疾患例は参考資料の程度にとどめた。

次に失語の臨床的類型による整理であるが、失語の状態像とその経過は複雑多彩であるため、その整理は図式化の傾向を免れない。たとえ定型例を選択するとしても、その選択の過程に図式化の作為が加わる。かかる図式化が原理的な基準に準拠しているとは確認しがたい今日、失語の分類は畢竟一部の学者のいうごとく「便宜的な図式」にすぎない。著者は表2のように試みたが、語義失語の類型を除けば、一般に慣用されている臨床的類型別である。その他の類型としたものは伝導失語、全失語、小児失語の各類型を含むが、本論文の主題に直接関係のない類型として一括した。健忘失語は周知のごとく問題の失語類型であるが、著者はピートル以来の慣用規定——語の喚起困難を唯一の主症状としつつ語の再認は容易である——によって類型化を試みた。この場合ウェルニッケ失語やブローカ失語の残遺状態の一部が健忘失語に包含され、類型論的には種々問題があるが、いまこの問題には触れない。

語義失語と呼んだ類型は従来超皮質失語として記載された多様な病像の一部に該当する。その臨床的特色を略記すれば次のごとくである。

（1）言語の意味理解の障害。聴取した語句について意味の充足が遅延したり、欠如したり、あるいは方向を誤る。その際聴取した語句を反響的にまたは意図的に復誦して理解の補助とする。文については、文全体の意味の支柱となる若干の主要語の理解に蹉跌するために、全文の意味を解さない。当初の主要語を復誦しつつその理解に達してから次の主要語に移るというふうに段階式な理解の仕方を示すのが通例である。そのため、辛うじて若干の主要語を理解しても、全文の意味の復全が不充分であり、一種の理解性失文法を呈することがある。もちろん、意味理解の程度は語句の種類とその用いられる状況によって異なる。一般に語句が単独に呈示されたとき、とくに限定された一定の事物・内容を指示すべきときに困難である。同様に、談話の中でも一定の事態を叙述した演述的な文に関してとくに理解が困難である。

（2）表現において「語健忘」と語性錯語と一種の失文法を呈する。「語健忘」は談話における語の選択・喚起の障害としてすでに明らかに認められるが、事物の名前の呼称に際してさらに顕著である。固有名詞や具体的な事物を指す名前について著明であり、語の喚起困難の過程に迂言（Umschreibung）や語性錯語を呈するなど、健忘失語の場合と同様である。けれども、その困難の程度は健忘失語の場合より強く、また健忘失語には欠如している語の再認の障害を

表１　症例の疾患別

脳出血および脳軟化	28 例
脳腫瘍	5 例
頭部外傷	2 例
巣進行麻痺	12 例
その他	4 例
計	51 例

伴う。患者の全表現を総体としてみると著しい語彙貧困の印象を受けるが、それはもっぱら限定的な意味を担う語句に関してであり、慣用的な言い回しや辞礼的な語句は決して少なくない。一般に多弁であり、語音の表出運動は円滑であり、談話の音調・律動は体裁をととのえている。特有な失文法については後述する。

（3）模倣言語は意味理解が不充分な点では反響語と言い得るが、意味を理解せんとする心構えは充分に認められる。短い語句の模倣は容易であるが、やや長い語句は意味理解の不徹底により、語句の一部に粗略化を示したりあるいは錯語を呈する。

（4）文字については、後述のように書取りと音読に特色のある障害を示す。超皮質失語の古典的規定にある「理解を伴わぬ書取り」と「理解を伴わぬ音読」の現象であるが、わが国の文字に関しては独特な形の失書および失読として現われる。なお、この症状は語義失語例に毎常見出されるとは限らない。

（5）その他の症状。算数については、乗除加減の記号の判読や単位の理解の困難を主とし、演算の障害は予想されるほどにははなはだしくはない。暗算も――数字の理解は語句の理解よりも容易である――ほぼ同様である。失行または失認は本来の病像にはないが、一例は同時認識障害を伴っていた。

表２　失語類型別

	（全体）	（定型例）
運動失語		
純粋語啞	3	2
ブローカ失語	15	7
感覚失語		
純粋語聾	—	—
ウェルニッケ失語	15	9
健忘失語	9	6
語義失語	4	3
その他の失語	5	—
総　　計	51	27

明らかに記憶記銘の障害を示したものが二例ある。日常生活の状況の判定などに障害を示した例はないが、思考の進展は言語障害と相関して著しく遅いし、かつ転導や停頓を示す。その他、応対時の態度は二例は異常な丁寧さを示し、同時に環境の影響や対者の干渉を努めて回避せんとする傾向も認められる。

以上の状態像は脳軟化例二例について、罹患当初よりほぼ恒常的であったと推定され、他の脳軟化例一例においては罹患当初のウェルニッケ失語の状態が回復して後の残遺状態として認められた。ここにウェルニッケ失語との異同について論述すべきであり、また広く超皮質失語の問題として歴史的考察を加うるべきであるが、本論文の主題から離れるから他日の機会に譲ろうと思う。また、上記病像はクライストの名辞失語（Namenaphasie）、ヘッドの意味失語（semantic aphasia）、ふるくはゴルトシュタインの混合型超皮質失語にそれぞれ類似した点が多いのであるが、その点についてもここでは立ち入らない。

2　失文法

失文法は当初はフランス語に関して観察されたが、後には主としてドイツ語について記述されている。英語に関しては至って少ないが、ローはその原因を英文法の単純さに帰している。ドイツ語について言えば、今日失文法の形態として、クライストの提唱した狭義の失文法と錯文法（Paragrammatismus）との二形態の区別が一般に承認されている。

わが国の文法は印欧語系統の言語のそれとははなはだ異なった構成の仕方をもつが、その相違は文のとくに文法的な部分――文法論的に形態部（morphème：ヴァンドリエス）とか関係部とかあるいは形式語と称され、それ自身独立しては意味を指示しないが、文中にあって文の構造を決定し、したがって文の全体意味を規定する部分であり、それ自身独立して一定の意味を担う意味部（sémantème）、観念部、観念語と称される部分に対比される――の形態と機能の相違に基づく。その最も際立った点は助詞のごとき語詞の使用である。このような文法論的な形式をもって失文法の現象を律し得るものではないが、日本語における失文法の形態上の特性を記述するためには、当然考慮しなければならない。

2　運動失語および感覚失語における失文法

1　文法的部分の粗略

この失文法は回復期の運動失語に発現するが、しかしつねに明瞭な形で発呈するのではない。著者の経験した八例の回復期運動失語のうち、この失文法が判然たる形で確認されたのはわずかに一例である。その症例においては、ある時期の患者の全表現を一貫してかつ錯語との混淆なしに失文法が認められた（後述）。他の二例では、軽度の錯語と混淆しつつ患者の多くの表現の中に時折――発言状況に制約されて――認められた。この程度のものは、感覚失語の残遺状態一例についても（語音表出の制止を伴った異例であるが）観察することができたのであり、必ずしも運動失語に限らない。最も明瞭に失文法を呈した前記一例は、その運動失語としての経過に特異な点があり、そこに失文法発現の機制が示されているから、その経過の概略をあわせて次に記す。

症例　大〇、五一歳女子。東京市在住の家庭の主婦で平生東京語を話す。脳出血。

五一歳の夏第一回の卒中発作があり、右上下肢の麻痺を残したが間もなく回復す。しかし感情易転の傾向あり。同年秋第二回の軽症発作あり、発語不能となる。同時に不安多動となって猜疑心も増す。同年一一月一〇日初診。右上下肢の不全麻痺を認む。血圧一七〇〜一〇〇。初診時に患者はまったく発語しない。頭痛と口渇を訴えるが、すべて表情と身振りによる。発語不能の愁訴も同様である。発語は言語模倣に際してアという一音節を正しく模倣したのみである。自ら筆談用の手帳を携え、筆談を行なうが、筆答をもって短語をほぼ誤らずに書く。

初診後三日をおいて一四日に再診。奇異なことには、このときすでに発語は可能となり、語彙もまたさほど制限されてはいない。初診後の帰宅の途中で突然発語し、自ら驚きかつ喜び、その後急に回復していったという。しかし、再診時にも発語困難の愁訴は依然として強く、「口、きけない」とくりかえして訴う。そして再診時以後に特有な文様式の表現を示した。その会話の一端を示すと、(どこが痛むか)、ここで、頭のね、毎日、神様、たのむ。(どこか悪いか)、つらい、つらい、わたし、てん……てん……廻らぬ、ね、まわるように、ね、たのします。(入院をすすめられて)、口、まわらぬ、入院しても、くらい。そのうち、だんだん、口きける？……貴方、人だすけ、毎日、神様、祈ります。

句読点は発音の区切りを示す。この会話に音節の混同による錯語がわずかに認められるし、時には発音も渋滞する。

この所見は初診後四日目であり、かかる速かな発語能為の回復は運動失語としては異例である。初診時の純粋語唖に近い状態像は通例はかく速かに回復するものではない。また、活発な身振りは患者の表現意欲が旺盛なことを示し、これも重篤な運動失語には少ない現象である。発語困難についての激しい訴えをあわせて考えると、初診時の発語不能は、発語能為の障害についての過剰な自覚に基づくいわば心因性の発語制止も加わっていると思われる。根底に器質的損傷に基づく発語能為の障害のあることはもちろんであるが、その障害は初診時においてすでにある程度に回復していたが、罹患当時の発語不能の体験が固執されて発語制止の像を呈したものと推定される。この点は、失文法発現の機制に関係があると思う。

失文法の様態は、上記の会話にも明らかであるが、これを敷衍すると次のごとくである。なお、患者の表現しようとした意味内容を付記するが、これは付き添いをつとめた家人の解釈による。

口渇の訴えに関連して、

(i)「あの人、手のかからぬ、ね、あの、手拭い、くわえる」(あの人に手のかからぬように自分で手拭いをくわえている)

(ii)「渇かない、渇かない薬、すぐ、くれます、ね」(咽喉の渇かなくなる薬をすぐくれますね)

(iii)「皆のいない、私のね、無理に、入らない、口が」(皆のいないときに隣の患者が無理に私の口

に手拭いを入れる）

叙述的な文表現においても同じ様式の表現を行なう。病前の日常生活を回顧して次のように語る。「主人、外、私のこと、主人、田舎の兄、気兼ねしてね、私のこと、みなやる。私、台所のこと、しない。方々……方々の針仕事、してる。単衣、五枚、楽に縫う。昼、五枚、縫う。そのせい、眼が悪くなってね、針の目、出た子に、皆通してね、十とん……十ぽんくらいね、長いの、短いの、通してもらって、巻く、ね、それでなければ、間に合わない、私、気短かですからね、私、どてら、半日で、二枚、ね」

また、初診時の帰途で偶然に口がきけるようになったことについて述懐し、「私、自動車の中、天命回転と、一生懸命祈ります。偶然に、あの、先生の、帰りに、自動車の、偶然と喋り出す。それから、先生、ね、これだけ、まわる」

かかる表現様式で際立った点は助詞（助辞）の省略である。いわゆるテニヲハの省略であるが、ハ・ガ・ニ・ヲなどの格助詞の省略がとくに顕著である。また、カのごとき疑問の終助詞や、カラ・ノデのごとき接続語の働きをする接続助詞も往々に欠けている。これに反し、間投助詞のネが頻々と用いられている。テニヲハの省略や間投助詞の頻用は実際の談話（話し言葉）では普通に行なわれることであって、その限りでは病態現象ではない。しかし、この患者の表現のように長い文表現の中で連続的に助詞を落とすような程度は正常の場合にはない。普通は、談話の行なわれる状況を背景にして、いわば状況に代言せしめ得る限度で省略されるのであるが、患者の場合はこの限度を超えている。

次に助動詞の粗略化も特色である。「頼みます」を「頼む」というふうに敬譲法を略したり、「祈りました」を「祈ります」というように時に関する誤用がある。また、受動態を能動態で表現することもある。動詞の活用形も基本形が多いが、とくに顕著ではない。その他、一般に接続語は不足している。語順については、時に異様な配置を示し「裁縫だけ、人の、縫うの、好き」のごとき語順を示すが、日本語の語順は話し言葉の場合に厳格な規則がないから、とくに失文法的であるとは言えない。ここに述べた助詞と助動詞、動詞の活用形と接続語と語順は日本語の文におけるとくに文法的な部分である。それは、独立して一定の事物を指示することはないが、文中にあって文の意味内容を限定する機能をもついわゆる形態部である。簡単に言えば文の構成要素である。したがって、その部分の脱落ないし粗略は全文の粗略化であり、上記の失文法はまさに失文法の名に値するが、しかしこのような形式的な扱い方でこの失文法の特性は汲みつくし得ない。文法的部分が正しく用いられていて、なお、全文が単純粗略である場合もある。この失文法の発現機制に触れる前に、自余の言語症状を略述しておくことが便利である。

本症例はその他の言語症状として、呼称において若干の錯語を示した。櫛＝くち、蠟燭＝そうそく、のごとき構音上の類化を呈する。模倣は一般に容易であるが、やや長い文になると失文法を呈する。たとえば、（山の上に大きな木があります）＝山の上、大きな木、あります。（私にもらい子が一人あります）＝私、もらい子、あります。のごとくである。読みの障害は単語についてはほとんど認めがたいが、長文の場合には誤った音読をし、その音読は同様に失文法的である。たとえば、大阪式智能検査の「昨夜十時頃云々」のテキストについて、（……焼けていました）＝焼けました。（……助けようとして）＝助けるようにして、の誤読やガ・ニ・ヲなどの助詞の読み落としが一個ずつあった。読みの際の失文法はもちろん著しく少ないが、ないわけではない。書字については長文について検査し得なかったが、短文についてはほとんど認めがたい。初診時の診断時に、日付けを問われて「今日ハ十日夕ノム」と筆答したが、これは筆談の性質として簡略化は当然だから失文法的な書字とは言えない。最後に、上記症例は約一カ月の間観察したが、その間に失文法は徐々に回復の傾向を示した。しかし退院時にもなお明らかに存在していた。その後の経過は不明である。

この失文法は、運動失語の回復過程に発現した点において、またもっぱら音声言語において顕著な点において、さらにそのだいたいの特色が文構成の粗略化にある点において、おそらく欧州で記述されている電文体失文法（style télégraphique）に相当するものであろう。ピートルはこれを「文が理解に必要な限りの語に還元した」ものとして記載したが、その後もほぼ同じ観点から考察されている。たとえば、ボンヘッファーは「思考の骨格をなす主要語」のみが用いられ、「文法的な副次的部分」が省略されるという。クライストがこれを狭義の失文法として錯文法に対立させたときも、その特色を「多数の語を用いた表現法における単純化または粗略化」と言っている。これらの定義はやや漠然としているが、上記の失文法にも該当するであろう。電文体失文法は接続詞、前置詞、冠詞のごとき品詞の省略を示すとともに、名詞、動詞、形容詞などの語尾変化が簡略化されるという。まれには語順も転倒されるという。これらの有形無形の要素は印欧語における文の形態部をなすものである。文のとくに文法的な部分の粗略化ということができる失文法であり、この点、わが国の失文法が日本語における文の形態部の省略であることと符を合している。

この失文法を一部の学者（クライスト、ハイルブロンナー）は独立の巣症状とみなしているが、多くは運動失語の回復期における暫定的な現象としてこれに機能的な説明を下している（ゴルトシュタイン、イサリン）。その要旨は、表現能力に制限のある患者がその能力を超えた表現を要求される状況に置かれたときに企てるひとつの「経済的な」文体であるという。意想の骨組みだけでも伝えるために必要不可欠な語を配列するが、その他の語句を表出する余力がないとみなす。畢竟、表現手段の制限が表現内容の複雑さに充分に応じ得ないという一種の困窮から発した現象であるから、ボンヘッファーはこれを困窮現象（Noterscheinung）と呼ぶ。また、かかる困窮に対処せんとする心構えの下に企てられる文体であるから、イサリンは心構現象（Einstellungsphänomen）という。かようにして時間的に余裕のある書字の際に失文法の現われぬことも説明される。このような機能的な解釈はおそらくわが国の失文法にも可能であろう。しかし、著者の見地ではここにいう表現能力の制限とは、音声の音韻的組成の困難であり、主として語音表出の制限である。思想の骨格を伝え得るのは——意味部の中でとくに強調しようとする語——意味の記号化の能為に障害のないことを示し、語義に基づく語喚起の困難はこの失文法と本質的な関連をもたない。この点は後述の語義失語の失文法と対蹠的であり、運動失語および語音表出の制止を伴う一部の感覚失語にこの失文法の発呈するゆえんであると思う。

次に心構現象とみなすとき、その心構えを決定する道程は単純でないことに注意せねばならないと思う。前記の症例はやや特殊な経過を示したが、その例について言えば、一因子として自己の言語欠損に対する特異な態度を顧慮する要がある。その表出能為の貧困は過度に感得され、いわば仮象の貧困であり、器質的欠損に基づく表出能為制限の単純な発露にとどまらない。同時に表現の要求は環境によって強制されたのではなく、自発的に種々の窮乏を訴うるために発動している。旺盛な表現意欲と過度な表現制止が相剋していて、失文法発現の基である「困窮現象」に心因性の色彩をそえている。他の運動失語例が状況によって時折失文法的表現を呈したのに対し、この症例の失文法が全表現を一貫して固執されたのも、この点に由来しているのであろう。しかし、心因性色彩と言っても他の症例における失文法的表現の心構えとまったく異質的なものではない。他の症例においても、過剰な表現を要求される状況において、言語表出の貧窮による内的な圧迫——自覚すると否とを問わず——があるのであって、これなしに前記の心構えは成立しない。

2　文法的部分の誤用

前記の失文法は助詞、助動詞、接続語などの粗略化を特色としたが、これに対しこれらの部分の誤用または混同を示す場合が予想される。かかる類の誤用は小児の文表現の一部に観察されている（城戸）。しかし、失語の表現にかかる誤用が疑いなく失文法と判定される形で発呈したのを著者は経験していない。かような誤用は発現はするが、これを失文法として一特異症状と扱うことを躊躇せしめる事由がある。この種の誤用には二つの型がある。

第一は錯語と混錯しつつ現われる場合であり、その本質が錯語と区別されがたい場合である。このとき、錯語の定義が問題になるが、通常の失語観察の見地からみて錯語として記述される誤用を示すのである。たとえば、次に二、三の症例について偶発的に認められたものを記してみると、（i）この室は何か――検査場とおっしゃるんですか。（ii）どこが痛むか――ちょっとどうも……少し工合で、たいしたことはありませんが。（iii）（言語障害を訴えて）、……言わうたくともいえない……どうも言わなくて……。（iv）（一家揃って食事をする図の説明）、これは……御飯をみんなにくれています。ずっと皆にしてたべています。（i）は運動失語、（ii）以下は感覚失語の症例より。

ここに助動詞、動詞の活用形、助詞の使用の混乱を指摘し得るし、これを文の形態部の変質として形式的に失文法とすることは、一見不可能ではない。けれども、この部分が孤立的に誤っているのではないことと、この誤用が文の構造の企画道程における形態部の誤用――文図式の病態――と判定しがたいことに留意せねばならぬ。これらの部分は先行する語幹や語と一緒に発音されひとつの構音全体をつくるいわゆる気息集団（Atmungsgruppe）をなしている。したがって、語幹や語の音韻的組成の異常現象と本質的な差別をつけるためには、語幹や語に関する錯語がないかあるいははなはだしく軽微であることを必要とする。ここに引用したのはとくに錯語の少ない談話の一部を取り出したのであり、各々の症例は通常夥しい錯語を呈している。語の歪形、語の混同、諸部分の融合（Kontamination）などのあらゆる錯語を示している。それゆえ、形態部の誤りもむしろ気息集団全体の一部に関する音節性錯語と解するのが至当である。これを失文法として定立するには、錯語のきわめて少ない症例においてこの現象の発現するのを待つ必要がある。

かかる錯語性の誤用の他に、運動失語および語音表出の制止を示す感覚失語の残遺状態に助詞の誤用の認められることがある。語音の正確な表出に努力と時間を要し、先行語句を辛うじて表出し終わるとき、これに後続すべき語句との連関が見失われる場合である。先行語句を発音しつつ後続語句を予料して形成する余裕がないために一時文が中断されるがそのときに発呈する誤謬である。これは短文では少なく長文で内容の複雑な表現に多い。たとえば感覚失語例について、「違ったものの……いおうとすると前のが出る……出てしまいます」。「蠅の媒介で……黴菌を、……着いた食物を食べて病気になって……」。この種の誤用は多くは自覚を伴いつつ訂正されるし、また頻発するのでもない。ある例は自覚的にテニヲハの混同をしばしば犯すことを訴えていたが、客観的にはまれに認められる程度であった。その症例は誤用に至る過程を「一気に喋ってしまおうと思ったときに……なお続けようと思ったときになります」と述べ、また「続くものがはっきり出てこない……続くものが出てくると違ったことに気付く」と内省している。この種の過誤は明らかに文構成の障害であり、語音表出に過度な努力を費す結果として文の脈絡が一時中断され、そのために生ずる現象である。しかし、この失文法性障害は失語の残遺状態において頻繁に現われるわけではないし、他方では失語以外の場合にも類似現象は状況によっては珍しくない。それゆえ、これを失文法として定立するには、なお考究の余地があるであろう。

要するに著者の経験の範囲では、助詞その他の文法的部分の誤用はまだ失文法として確認しがたい。クライストが提唱した錯文法は「文法的表現手段の誤れる選択」を特色とし、一般に感覚失語の回復期に観察されている（ゴルトシュタイン、イサリン）。その具体的な詳細を明らかにしがたいが、動詞、名詞、形容詞の語尾変化の誤用と前置詞、接続詞の誤用とさらに語順の転倒を示すようである。事実は種々の錯語や語句部分の融合が著しく混在するごとくであるが、これを主として形態部の誤用とみるならば、それは本節で問題にした失文法に相応すべきものである。この錯文法がドイツ語に関して一般に承認されていることに照らして、わが国にかかる錯文法が明晰に発現せぬか否かの問題は著者の経験をもってしては断定しがたい。しかし、他方イサリンやゴルトシュタインの記述によれば、錯文法には慣用の言い回しや小話部が連想的に濫用されつつ、文の外形はほぼ正しいが、企図された意味が表現されぬという。この側面は明らかに次節に述べる語義失語の失文法と一致している。イサリンは錯文法の機制を語句の「音響的残遺」（klangliche Residuen）の喚起困難に求めるが、他方語義理解困難のごとき「超皮質性の過誤」をあわせ考えるべきであるという。語義失語とは超皮質感覚失語の一部に当るのであるが、後者と感覚失語とは近縁な関係にあり、感覚失語の回復期の状態とみなす見解が広く行なわれている。したがって、次節に述べるごとき文法障害を感覚失語の錯文法とするか否かは、失語の類型論に立ち入らねば決しがたいが、他方錯文法と称される障害様態には、少なくとも日本語に関しては、さらに分析する余地があると思う。

3　語義失語における失文法

簡単にいえば、機能的には、談話の文脈の不統一を示す文表現であり、形態的には未完結な語句の反復濫用を特色とする。意味の統一的な表現に必要な文の完結性が――身振りや状況によって補われることなしに――欠けている。羅列される語句の多くは明確に限定された意味に乏しく、かつ語句相互の間の意味上の連関が通らない。まず一例をあげれば（鉱山の仕事を問われて）、「山かね、それがどんなもの、ある人はそう言いますが、それがどんな、二〇年くらいやっていますとね、じっとしていると二〇万円くらいやりますかね……最初はそうですが、やや、二〇年くらいやりますとゆきますが、私たちも金融してくれますがね、後では返しますが……」。このように未完結な文が羅列されるが、その内部において助詞その他の文法的部分の誤用はきわめてまれである。また、次の文との接続部において接続助詞のごとき語詞は間投助詞とともに、日常の談話としては、ほぼ慣用の形式を踏んでいる。純形態的に失文法的な過誤を指摘することはむしろ困難なのであるが、これを意味表現の見地からみれば、文またはその部分が意味に基づいて分節されていないのであって、ひとつの失文法ということができよう。

この失文法には、限定的な意味をもつ語句の喚起困難すなわち語健忘と限定的な意味のない語句の過剰な流出が特色をなしている。この点を具体的に語義失語の定型例について述べれば次のごとくである。

語義失語例　五七歳、弁護士。脳軟化。

会話。(年はいくつですか)例の通り、ぼんやりですが、ちょっとぼんやりしまして、どうも……(学校はどこか)学校は、ええと、何でも、はっきりしませんで、今朝少し早かったもんですから、明日の朝になるといくらかはっきりすると思いますが……。(言葉は楽か)言葉は、ぼんやりしまして、ほとんど、非常に、その、不明でございます。(手足は)それは相当に痛くございます、ごく力を入れて、足へよくやりますとずいぶん痛いですが……。

以上の一連の応答において、「ぼんやりしまして」「はっきりしませんで」「不明でございます」などの句が多い。この種の言葉はその他の会話にも一般に多く現われる。また同じような辞礼的な句が多い。その他、「非常に」「ほとんど」「ごく」などの副詞や「それ」「あれ」などの指示的な代名詞が多く挿入される。これらの語詞はいずれも発言内容の事態の所在や相貌を漠然と指示する程度のものであり、一定の意味を示していない。その他、この会話では明らかでないが、慣用語句の使用が一般に多い。

以上の短い会話では明らかでないが、やや長い応答になると文脈の混乱を示す。毎日の起居について次のように述べている。「多少その、何というのですかな、普通なんですね、ちょっとこうしたもので、すべての、アイウエオとか、ちょっと一〇までの何で、本がありますので、それを持ってきて、ごくちょっと、一回ずつ、やっております」

ここにも、「多少」「すべての」「ちょっと」「それ」「なに」などの小話部の挿入が夥しい。絵画について供述させると、（金魚売りの図）「子供が一銭で……四銭で……金魚……金魚と申しますかな、金魚の売却というのも変ですが、金で交換する金魚の絵です。（墓参の図について）「女の子、奥さん、家族、女の家族が自分の子供をつれて……あそこ……何のために……死亡でなし……死者のためお墓参りをするところです」のごとくに、明らかな語の喚起困難がある。それは具体語について明瞭であり、これに対し抽象語がかえって代用するごとくに用いられる。一般に「関係」「判然」「調査」などの語は患者の慣用語である。

語喚起困難は呼称検査で著しいがこの点は省略する。患者の語彙に制限のあることは前記の文で明らかであるが、同じ類概念に属す種概念の名称を言わせると、魚の名を五分間にわずか七個、動物の名を五分間に六個のみである。鳥の名については「孔雀……鵞鳥《がちょう》……犬……猫はどうでしょうかな……鶯《うぐいす》……とかげ……」のごとく他の類概念に移行している。次に同じ音節で始まる語を言わせると、トで始まる語を五分間に一一、ヒで始まる語を一二、マで始まる語を九だけ言うことができる。次に、対をなす語の一方を与えて他方を言わせると良好な結果を示す。犬は―吠える、山は―高いなどの一〇個の問いについて、ほぼ正答している。これら習慣的な語句の連合に支障はない。

上記のごとく、小話部や常套語句の濫用、語喚起困難、語彙の制限が著しいが、これとともに語義把持の不足に基づく文の構成の障害がある。

文の構成。

（i）　語句を順序を変えて与え、これから文を組成させる。（上に、机の、ある、筆が）「上の机にある筆が」。（太陽、東、昇る）「太陽の東に昇る」。（暑い、浴衣、着る）「浴衣のあついのを着る」。（都、河、人）「都に河や人が住みます……都や河に人が住みます……河に都や人が住みます」のごとく語順に関してはほぼ与えられた通りを再現したり、若干これを変更したりするが、いずれも語の意味によって文を構成していないのである。

（ii）　内容の誤れる文の訂正

（青空から雨が降る）「青空から雨が降る…雨が青空から降る……青空も雨も……雨が青空から降っていると言ったほうがよい……」。（子供が親を生む）「子供は親を生む……子供が親のために生まれた……」のごとく形式的な語順に固着していて、もっぱら文の形の上での変化を行なうに過ぎぬ。

（iii）　助詞のごとき部分の誤用の訂正。

（空へは雨が降る）復誦して後……「空より雨が降る」。（御飯が食べる）「御飯を食べる」。（春に来ると花が咲く）復誦しつつ……「ええ……春に花を咲かす……長閑な春に花が咲く」

その他類似検査を行なった結果、文の全体意味の把持、その各語句部分への分節に基本的な障害を呈し、文の構成はきわめて単純な場合にのみ奏効する。

この失文法は、前記の電文体失文法と異なり文の意味部に障害が強い。文表現の素材となる一定の意味を担った語句の選択と喚起に困難があり、いわゆる語喚起困難はこの失文法発呈の重要な因子である。限定された固有の意味をもつ語の貧困すなわち語彙の制限はこの種の失文法には三例ともに認められる。そして語喚起困難は固有名詞や具体語に著しく、また語性錯語や迂言を伴い、健忘失語の場合と質的な相違はないが、健忘失語の場合よりも強度である。しかし、この失文法の発現機制をすべて語健忘に帰し得るか否かは疑問である。普通、健忘失語で語喚起困難のはなはだ鮮明な場合に、文中で停頓や迂言を示したり、指示的な語をもって代用することはあるが、この失文法のごとき文脈の混乱をもたらすことはない。

限定的な意味をもたぬ若干の副詞や代名詞や接続詞および患者の慣用語句は濫用されるが、この点も電文体失文法と対蹠的である。濫用される語句の一部は単なる辞礼的な意味しかない場合もある。また、他の一部は語喚起困難の代償として用いられる場合もある。これらの患者にとっての常用語句は発語しやすい語句となっていて、会話のごとく返答を要求される状況においてはとくに過剰に流出する。会話という状況による常用語句の Logorrhoe とも解される現象であり、この失文法のひとつの形成因子とみなすこともできよう。

しかし、語句の喚起困難も常用語句の流出も失文法症状の症状形成に関与してはいるが、その基礎障害とすることは疑問である。言語表現の単位は文であるという見地からみるならば、文における意味の分節的表現に基本的障害を想定するに留まるべきであり、各々の語句は負担すべき分節意味に基づいて選択、喚起されず、かえって談話の際の表現の容易さによって用いられると解すべきであろう。

4 書字言語の障害

失語の書字言語障害が漢字に関して軽微で仮名に関して著明なことは、わが国の失語研究においてつとに注目された現象である。このことについては三浦名誉教授の指摘以来、三宅名誉教授、浅山、山本、青木、福田、木村、小谷、秋元、阪本などの諸先輩の業績があり、失語における漢字仮名問題として詳細に究明された。これらの研究は主として運動失語を資料とした観察に基づくものであるが、感覚失語（青木）、伝導失語（秋元）、および健忘失語（小谷、青木）、についても同様な現象が明らかにされ、今日わが国の失語の書字言語障害における特異な現象として一般に確認されるに至った。

漢字と仮名との間におけるこの対照は、漢字が表意文字であり仮名が表音文字であるという両種文字の生成の歴史が示す機能に関連し、われわれがこれを習得するとき、あるいはこれを使用するときの心的体制の相違に帰するものとして解釈されている。あるいは両種文字の字形すなわち視覚的形態としての差異も有力な因子とみられている。これらの理論的問題については、なお疑問の余地があると思われるが、失語の書字言語障害における漢字と仮名の対照は失語の多数例について立証される事実である。もちろん、この対照の度合は症例によって大きな差があり、患者の病前における文字習熟の程度と文字の習得や使用に示される患者の素質的な型（視覚型、運動型、聴覚型）の影響を考慮に入れねばならぬ場合がある。また、失語の類型によっては、後述のごとく、この対照が不鮮明であるのみならず、かえって逆の関係の対照を示す症例もある。しかし、総体的にいって漢字が仮名に対して優位を示す優劣の関係は、大多数の失語性書字言語障害に通用する法則的なものとみなせよう。そしてその具体的な比較観察は前記の諸先進によって詳細に記述されていて、著者があえて貧しい所見を加うべき必要を認めない。それゆえ、本章においては漢字仮名の対比に記述の重点を置かずに、この対照関係に関連して現われる他の諸症状を記述すべきであろう。

失語における書字言語障害は、内言語障害の中心症状ではなく、むしろその周辺症状であり、錯語のように内言語障害の端的な表現とはみなせない。したがって、音声言語に関する狭義の失語症状と書字言語症状との間に完全な対応または並行の関係は成立しない。換言すれば、音声言語に関する障害の程度や様態と書字言語に関する障害の程度や様態との関係は症例によって異なり、同じ症例においても経過によって異なる。失語性の書字言語障害は固より失語によって条件づけられているが(aphasisch bedingt)、しかしその程度と様態は失語状態によってのみ決定されるのでなく、病前における読み書きの体制の相違にも依存しているのである。ここに問題となるのは、もっぱら失語によって制約される障害の様態である。それゆえ以下若干の失語類型について書字言語の様態を略述するが、その場合の類型別は書字言語障害の様態を区別して扱うための手段にすぎない。

1　失　書

漢字に対し仮名が主として犯される失書は運動失語において容易にかつ鮮明に観察することができ

る。しかし、往々合併する右上肢麻痺が支障とならぬ限りでである。一般に内言語障害が軽微な場合に、すなわち純粋語唖や回復期のブローカ失語において、とくに漢字仮名の対照は容易にかつ鮮明に見出される。かかる仮名の孤立的な失書が、失語症状の消失した後に長く残る症例も著者は経験している。したがって、仮名の失書がつねに語音表出の障害に帰因するとは言えぬが、逆に語音表出の障害は――構音、発声の運動障害に限局していないならば――仮名の失書を惹起するのが通例である。純粋語唖は孤立的に語音表出の障害を呈するものとされるが、同時に軽微ながら内言語障害を伴う。著者の経験例二例は、書字言語障害としてただ失書症状のみを伴っていた。その失書症状の特色を表記すれば次のごとくである（図1、図2）。

（1） 常用の漢字はおおむね正書し、仮名は書き得ぬかまたは錯書する。漢字といえどもつねに正書するのではないが、仮名の書字障害との対照は一見して著しい。

（2） 仮名の錯書は個々の字の字形や位置に誤りはないが、その個々の字は記さるべき音節に相応していない。表音的に音節の記号として正しく用いられないのであって、失行性の失書と顕著に異なる点である。いいかえると、「字性錯語性の錯書」である。

（3） 意味類似の漢字をもって代える錯書がある。たとえばインク→墨、花が咲く→花開、のごとくである。しかしこの種の錯書は多くはない。

（4） 文を書かせると、当然のことであるが、仮名が省略されたりあるいは錯書される。仮名をもって書かるべき助詞、助動詞およびいわゆる送り仮名の部分に相当する動詞の活用形が脱落したり、あるいは錯書されるために、形式的にみて「書かれたる失文法」を呈する。山ノ上大木アリタスのごとくである。この失文法的な書式は、固より仮名の書字困窮に由来する現象であって、音声言語における失文法との関係はなく、ましてその書字における反映ではない。日本語の意味部が漢字をもって記され得るのに対し、形態部は仮名によって記されるために、仮名の書字困窮によって必然的に失文法的書式となるのである。なお、これらの患者は筆談をもって用を便ずるが、その筆談はもっぱら漢字のみを用い、自らすすんで仮名を用うることはない。純粋語唖は一般に経過がながく、失語とともに失書が恒常的に続くのが通例であるが、このため患者の書字に際しての心構えもいわば表意的にな

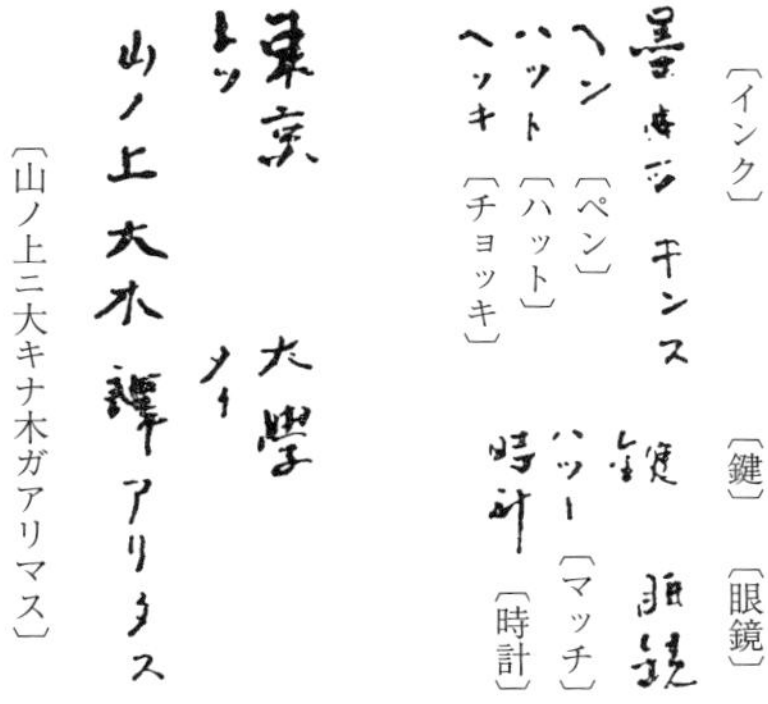

図１　漢字に習熟せる運動失語の自発書及び書取り。右上肢に不全麻痺あり。

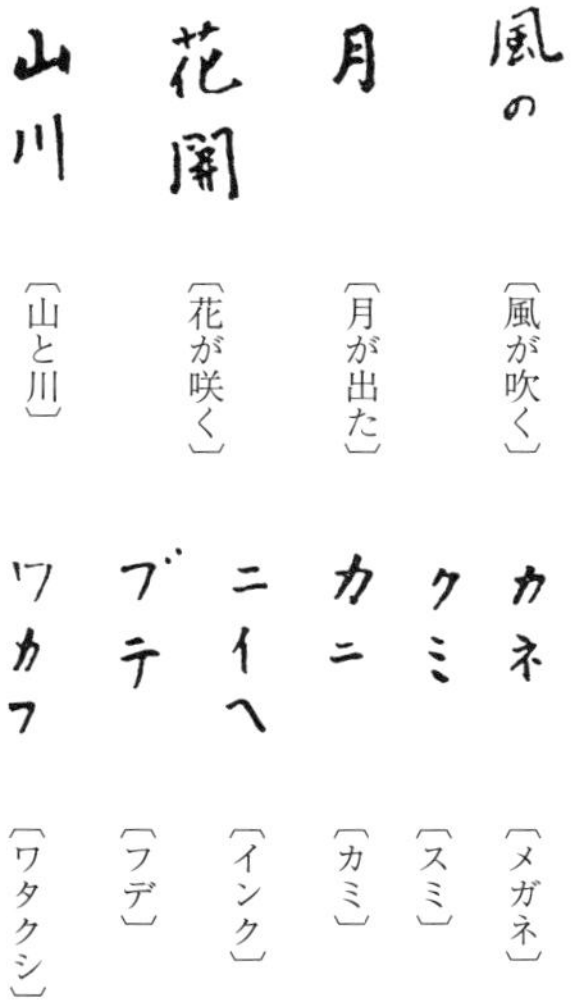

図２　運動失語の書取り。右上肢に麻痺なし。

り、漢字にのみ頼るように固定すると解することもできる。三および四の特色はこの見地から解釈することが不可能ではないであろう。

以上の特色は教養ある純粋語唖例について、その自発書と書取りに認められたものである。そして、他の類型の失語に比して内言語障害が全般的に軽微なためかえってこれらの特色はよく観察される。ひとしく内言語障害と総括される失書症状のうちで、とくに語音表出と関連した失書の様態をここに見出すことができると思う。が、患者が病前において比較的漢字に慣れていたことも与って力がある。それゆえ、運動失語の書字に毎常このような特色が見られるとは限らない。

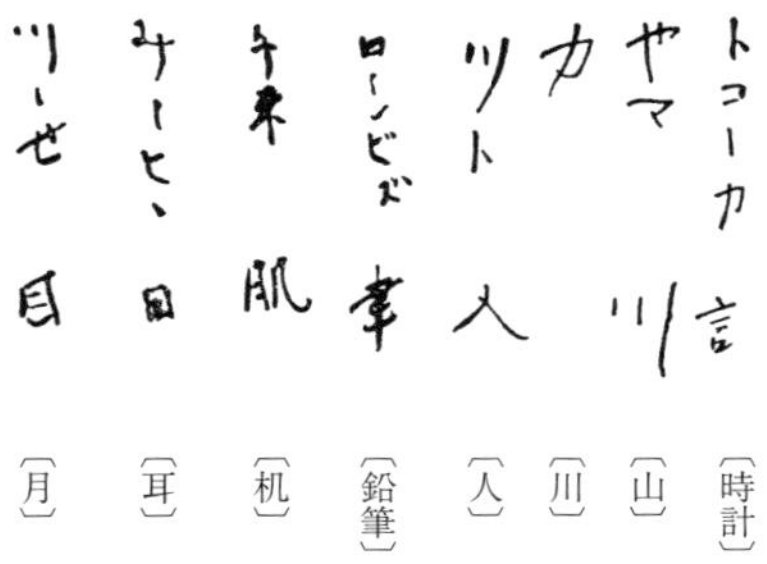

図３　漢字に未熟な運動失語の書取り

たとえば、漢字の教養程度が低く、職業上にも漢字に慣れていない運動失語例について、その書字をみると図3のごとく多種多様な錯書を見る。平仮名と片仮名の混同のみならず、漢字に関しても多様な錯書がある。この漢字の錯書に対し、どの程度まで失語が原因しているかは明らかにしがたい。なおこの種の患者に姓名、住所などの書き慣れたはずの字を書かせると漢字をもって容易に書き、仮名をもっては錯書を示すが、これをもって漢字と仮名の書字困難を対比することはもちろん正しくない。

このように運動失語の症例全部に及ぼしてその失書症状の特色を抽出することは困難であるが、感覚失語に至るとさらに困難となる。感覚失語の失書の組織的な検査は容易ではなく、ひとつの症例においてもその検査結果は著しい動揺を示すのが通例である。総じて自発書において漢字が容易であり、仮名に錯書が多いことは事実であるが、この対照の度合は症例によりその差異は著しい。著者の経験例の中には――リッサウアーの進行麻痺ではあったが――職業上明らかに漢字に習熟しているにかかわらず、漢字と仮名の対照関係を明らかにしがたい例があった。感覚失語の失書には、複雑な機制が予想されるが、著者の経験例ではおおむね検査の技術的困難がはなはだしいために、その一貫した特色を記述しがたい。ただ、特殊な失書症状として感覚失語にみられた一、二の枝葉の所見をここに述べる。

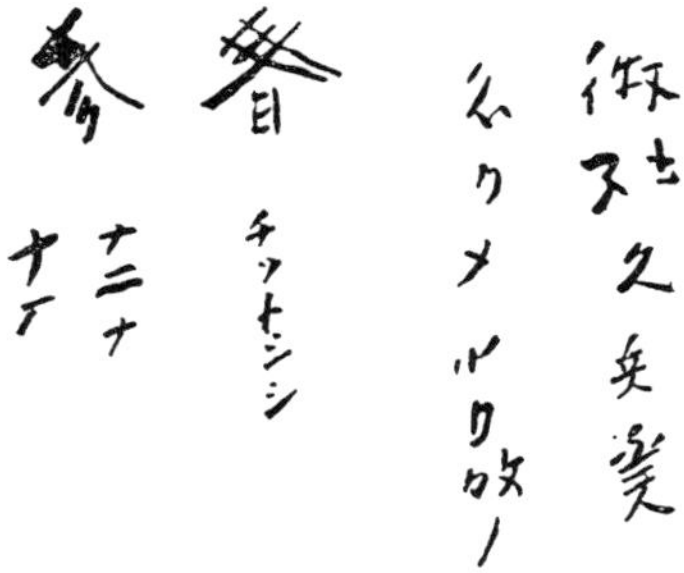

図４　感覚失語の奇怪なる自発書

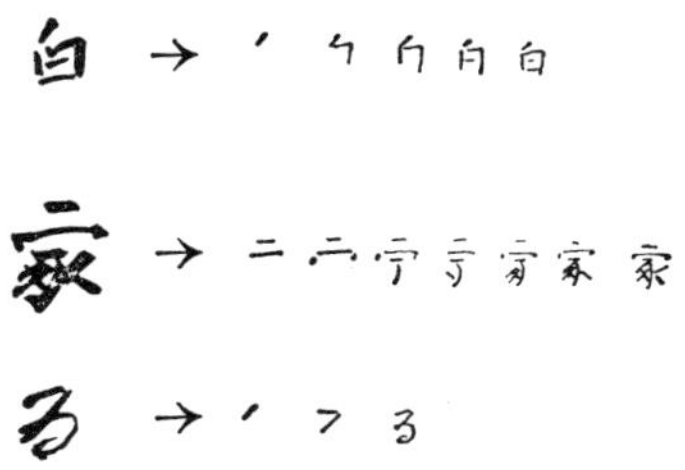

図５　左は患者の書いた模書、右は模書の際の筆順を示せるもの

重篤な感覚失語二例は、自発書においてまったく字形をなさぬ奇怪な錯書を書きつらねたことがあった（図４）。あたかも統合失調症の新作書字を想わせる字形さえあるが、患者はこれらの文字を平然として書きながしている。字漏（Graphorrhoe）と称さるべき症状であり、音声言語における語漏に対応する現象と言え

よう。この二例の患者はその錯語を自覚していないと同じように、錯書をも充分洞察していない。患者の書字態度はやや投げやりふうであるが、困窮の様子は見えない。感覚失語に往々にして随伴する言語欠損の無関知と関連した現象であると思う。

次に、感覚失語の模書のうちに、往時フランスの学者が écriture servile といった様態がある。文字として模書するのでなく図形として模写するのである。わが国の文字については、図5のごとく、もっぱら筆順や字画を無視した書き方としてきわめて明瞭に現われる。したがって、漢字と平仮名で際立つのであって、片仮名については必ずしも明瞭ではない。失語の模書は原則的に正しいと言われているが、感覚失語は往々このような模書を行なう。

前述のごとく音声言語の様態と書字言語の様態とは必ずしも並行するものではなく、また音声言語の回復と書字言語の回復が並進するとも限らない。このような音声言語の症状との喰い違いは語義失語や健忘失語においては、とくに留意さるべきことと思う。

超皮質失語の失書の特色は、理解を伴わぬが形式的には正しい書取りを行なう点にあると規定されるが（リヒトハイム）、事実においてこの特色の認められる場合はまれとされている。語義失語は超皮質失語の一部に該当するものであるが、その失書症状についてもかかる特色は全例に認められてはいない。しかし定型例一例の失書にはほぼこの規定に合致した書字傾向が認められ、他の症例にも軽度ながら類似の傾向がある。しかし、書取りの正しさとは仮名についてのことであり、仮名についてもまた比較的なことである（他の失語に対して）。漢字については一般に書字が困難であり、次に述べる

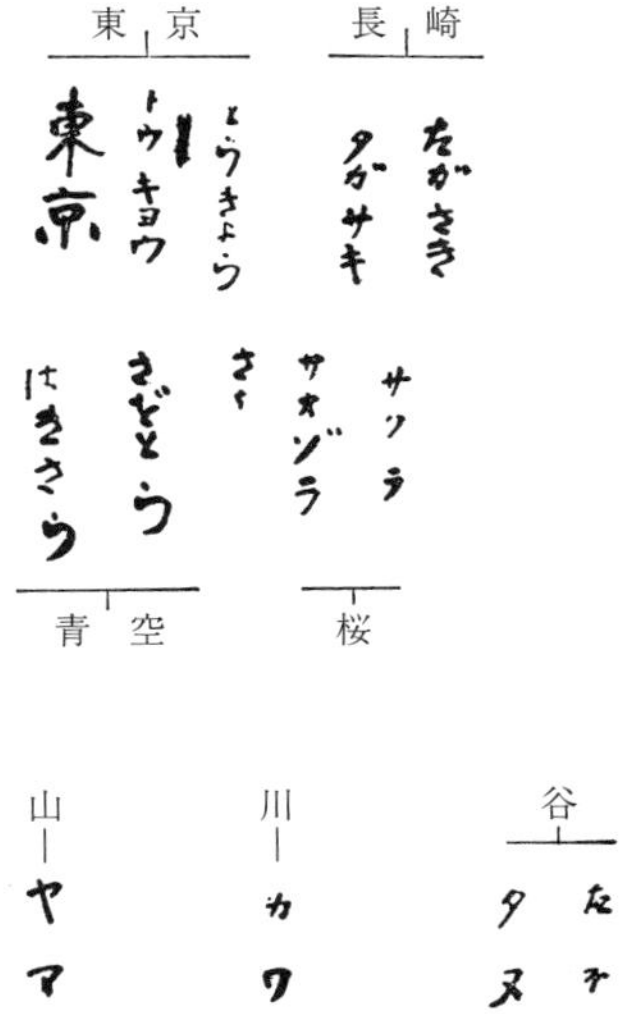

図６　語義失語　幸○の書取り

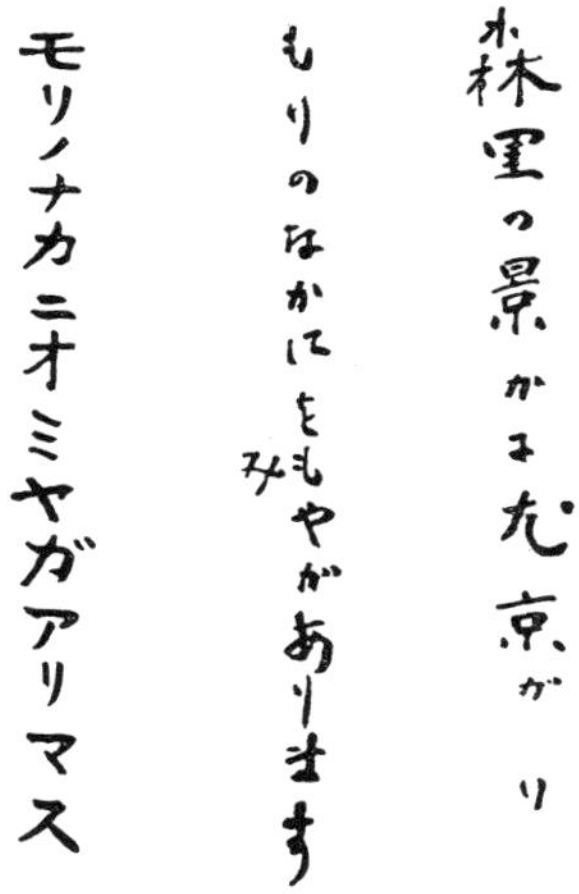

図７　語義失語　左端は検者の書いたもの右二行はこれを平仮名および漢字まじり文に直せるもの（患者）

特有な錯書がみられる。

その定型例は前記の症例であるが、書取りは図6のごとく、漢字は山、川、谷のような簡単な字も書けない。仮名にも誤りはあるが、漢字に比較すれば容易である。かかる漢字の書取りの困難は主として語義理解の困難に基づく現象である。仮名の場合は聞いた語音を機械的に文字に移し、語義の把握なくしても書取りは不可能ではないが、漢字の場合はかかる語義把握を伴わぬ操作は不可能ではないにしても困難である。

語義把握を伴わぬ操作が漢字の場合も不可能でないことは、強いて漢字を書き取らせたときに独特な錯書を呈することにも認められる。この点は図7のごとく仮名で綴られた文を漢字まじりの文に書き移すときに鮮明に現われる。片仮名を平仮名に移すことはきわめ

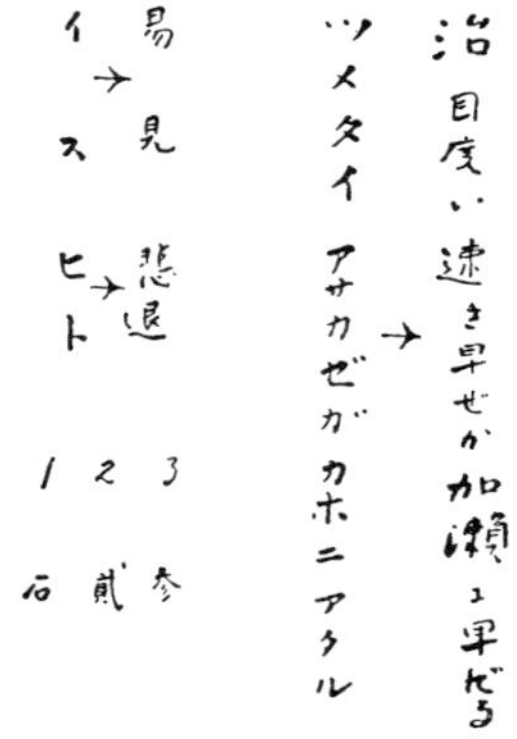

図８　語義失語　左は書取り
右は仮名を漢字まじり文とする

て容易であるが、漢字に移すのに困難であり種々の錯書を示す。その錯書の中で最も奇異な点は漢字をその音に依って意味を無視しつつあたかも表音文字のごとくに用いうることである。いわゆる「仮借」に類する漢字の用い方であり、意味の把持に裏付けられてはいないのである。患者は仮名綴りを容易に音読するがその意味を解せず、ただ逐字的に音を漢字に移そうと試みる。この誤りは、回復期の運動失語や感覚失語の逐字読みの傾向の強いとき、この検査を行なう場合にも現われるのであって、必ずしも語義失語に固有な現象とは言えぬが、仮名の容易さとの対照は語義失語においてとくに顕著である。語義失語の場合は明らかに語義把持の障害に基づく。また、語義失語の書字態度には語音の「透過性亢進」とも名付くべき現象があり、聞いた語音をただちに文字に移す傾向が強い。たとえば、書取りを行なわせる始めに、書字の命令自身をすぐ仮名で記す傾向がある。

これは語義把握困難の反面の傾向であり、相共に患者の書字の心構えをいわば表音的にしている。この点は先に述べた運動失語の場合と明らかに対立している。なお、注意すべきことは、漢字の書字困難がすべて以上の点からのみ由来するとは言えないことである。語義把握が可能であっても漢字の字形の想起されぬこともある。

ここに前記語義失語例の失書症状を略述すると次のごとくである。

姓名、生年月日、を正書し、住所は町名を誤る。絵画中の事物の名称を書かせると仮名で書きかつ非常に遅い。書取りを漢字、平仮名、片仮名の三様に行なわせると、(東京)、とうきょう、トウキョウ、(桜)、さから、サクラ、(山)、やま、ヤマ、とほぼ正書するがその他は、(長崎)、崎、ながさき、ナガサキ、(青空)、……はをぞら、ハヲゾラ、(谷)、……、たわ、タネ、のごとく、漢字の困難と仮名の主として類音的な錯書を呈す。同一の検査を一七日前に行なった結果は図6であり、漢字の困難は著しい。一般に、三様の文字で書きやすいものを書かせると仮名を選び、月、日、口、木の漢字をも用いない。

他日同様な検査を行なうと、山、田、谷、川、木、春、草、空について片仮名には、谷→タネの誤り以外はないが漢字には、木→路、草→名、空→星のごとき錯書がある。また、平仮名を加えて行なうと、(人、本、血、神、国、家)、仮名には、国→クミ、くみ、家→イユ、のごとき類音の誤りがあり、漢字には血→池、神→景、のごとき特殊な誤りがある。なお、この検査の際に平仮名で書けと命じたときに「ひらがな」と書いている。

句については、(高イ山)、(十)、(大キナ川)、大キナ家、(風ノ強イ日)、月ノ無ヨシ好、(月ガ西ニ沈ム)、月カ清ニ好シム、と書く。次に、漢字を与えて仮名に書き直させると、山→ヤメ、花→カワ、谷→タヌ、水→ミツ、本→ニホン、のような錯書がある。振り仮名についても同様。逆に仮名を漢字に直すときは、特有な錯書が際立つ。モリノナカニオミヤガアリマスを平仮名では、ミ→も　と記し後に訂正していてほとんど支障はないが、漢字まじり文にすると（森里の景かに尤京がり）と書いている。さらに、図8のごとく他の題についても同様な錯書がある。かかる漢字の類音的な錯書は書取りにもあり、図8のごとく、ヒト↓悲退、イス↓易見、と書いている。また「1 2 3 4 5 6 7 8 9 10」と正書するが、和字では、「石弐参四五六七八九十」と書いている。なお模書は常に正確であり未完成の漢字を完成せしめることも比較的容易である。

漢字の類音的な錯書は、現在の漢字が厳密な意味の表意文字でなく多分に表音文字化されていること——語音文字として——によるのであるが、直接の誘因となるのは漢字に同音異義のものが多いことであろう。なお、語義失語の漢字の錯書には、かかる類音的な誤用のなかに、字形の混同、意味の混同に基づくものもある。仮名に対し主として漢字に認められる失書は、健忘失語の一部にもみられる。健忘失語の書字障害は症例によって著しく差異があって一律に扱いがたいことは前述したとおりである。多くは、運動失語に似て仮名の失書症状を呈するが、しかし一般に書字障害が軽微な場合に漢字の書字困難のみを残すことがある。そのとき、単に漢字が想起できぬというにとどまることもあるが、また語義失語に類似した錯書を示すことがある。図9および図10はこのような健忘失語の自発書および書取りであるが、そこに類音的な漢字の誤用、字形類似に基づく混同、および仮名の代用などの傾向が認められる。これは語義失語と同じ錯書形式であるが、程度についていえば、語義失語ほどに粗大な誤りはない。健忘失語の漢字の失書は、漢字で表現さるべき語義を充分に把持していてもそれに相応した文字を想起し得ぬのであり、そこに健忘性性格が濃厚である。この点で語義失語の漢字における書字の心構えと趣を異にしている。ドイツ語について、ゴルトシュタインがアルファベットの名称を聞いてその字形を再生し得ずに、その発音通りに名称を綴る現象を健忘失語の失書症状として強調している。たとえばVを fau と書きCを ze と記すという。漢字の書字困難における類音的な錯書はこれと相応する現象であろうが、漢字の場合は事情はさらに複雑であろう。なお、上記のことは健忘失語の一部にみられたのであり、全部に妥当するのでないことは前記のとおりである。

2　失　読

運動失語を始めとし、一般に失語における失読は主として仮名の失読として現われる。この場合、読みとは黙読であって、文字をみてその意味を理解する文字理解のことである。この文字理解における漢字と仮名の対照については、すでに諸先輩の多くの業績があり、著者の補遺しうる新しい知見はない。著者の検査したのは回復期の運動失語であ

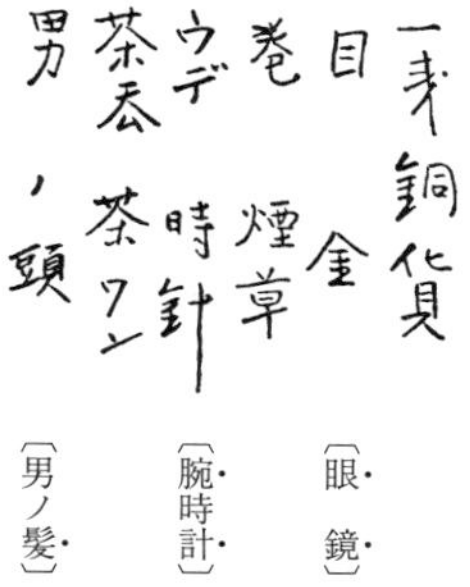

図９　健忘失語の自発書

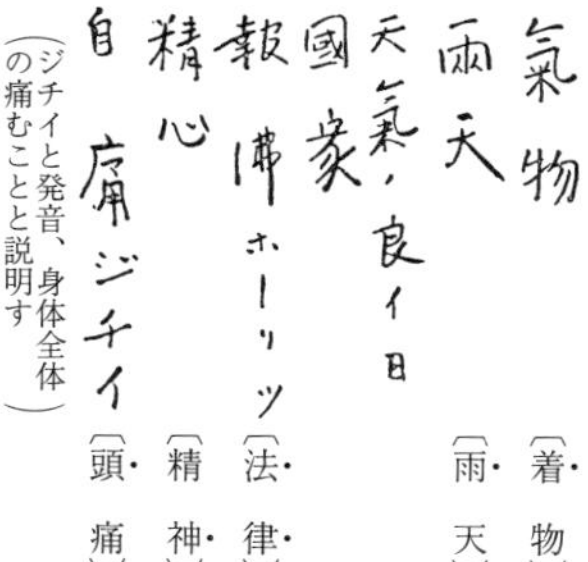

図10　健忘失語の書取り

って、漢字と仮名は極端な差は示さなかったが、しかし正解率はつねに漢字のほうが高かった。感覚失語の場合は組織的な検査を行なっていないが、軽症例についてほぼ同様な印象を受けた。また、健忘失語についても同様な結果を得た。語義失語については、前記定型例においてかえって漢字の理解が困難であったが、その他の症例では鮮明ではないが漢字の理解が容易であった。前に述べたごとく、漢字仮名の対照はこれを絶対視することはできないが、多数の失語性失読に妥当するものといえよう。

文字理解における漢字と仮名を比較するには、まず両種文字の視覚的形態そのものが問題となる。同じ意味を漢字で表記したときと仮名で表記したときとは文字群の全体的形態の完結性が著しく異なる。ある程度に習熟した場合には、読みの過程は逐字的に個々の文字を追うのではなく、一、二の文字を中心とした数個の文字群を同時的に全体的に把握するのであることは今日定説となっている。仮名で綴られた語は、同じ意味の漢字に比して、多綴となり、字間の間隙も多く、個々の文字は独立した部分となって全体の視覚的形態はまとまりが弱い。したがってその全体像には、一定の意味の、あるいは一定の語音の記号としての個性的な性格が乏しいといえよう。漢字の理解においても、熟語の理解が、その部分をなす単語の理解よりも往々容易なことがあるのは、この理由をもって理解される。これらのことは小谷、阪本両氏がすでに詳細に検討されたところである。

以上は文字理解のことであるが、著者は音読に関する二、三の所見を次に述べたい。もちろん、重症失語にとって音読は不可能であり、多種多様な錯語を示し、その分析は容易なことではない。しかし、回復期における失語（とくに運動失語）について仮名の音読を検査すると次のような傾向をみることができる。

（1）類音的な語性錯読。たとえば、うてん↓うどんのごとく、部分的に一致した語音をひとつの全体として発音し、また文字に応じて正しく音節に分節して表出しない。構音運動的全体（artikulomotorisches Ganze）が表出されてしまう。これはボウマンとグリュンバウムが運動失語について検索した知見であるが、わが国の失語患者にも見出せる。

たとえば、トキョウ↓トウキョウ、デンヤシ↓デンシャ、パーミネント↓パーマネント、のごとくただちに全体化して読み違えるのである。この傾向は漢字についてもみられるが、このとき漢字は音節のみでなく音節群をも代表しているのはもちろんである。極端な例として、高・栄↓高木栄一、高・二↓高木・二のごとくに読んだ症例がある。

（2）反対に文字を追いつつ、個々の音節を表出するが、これをひとつの語音として全体化しないいわゆる「逐字読み」がある。逐字読みといっても仮名は音節文字であるから、欧州における単音文字についていわれる buchstabierendes Lesen とは異なるし、syllabierendes Lesen とさえただちに同一視できないであろう。この逐字読みは、著者の経験ではわが国の失語に強く残る失読症状である。そしてこの逐字読みをただちに誤読として扱うことはできぬが、次のような特殊な仮名の用法については明らかに誤読として目立つのである。

シャクハチ↓シ、ヤクハチ……シヤク……

ニンギョウ➡ニンギ、ヨ、ウ……ニンギ……
チョッキ➡チ、ヨッキ
ケフ➡ケフ
クヮジ➡ク、ワジ
ぽっぽっと煙を吐く➡ぽ、つぽ、つと煙を吐く

すなわち（a）シャとかギョのような拗音を示す仮名綴りをよむとき、（b）ケフとかクワジのような発音通りでない仮名遣い、すなわち歴史的な仮名遣いをよむとき、（c）「ぽっぽっ」のごとき促音を示す仮名綴りをよむときに誤読として明瞭にあらわれる。これらの音声はもともと一音節として発音されるが、仮名をもって表記するときは、二個または三個の仮名が用いられている。ところでその仮名は別に一音節を示す記号であるから、勢い逐字読みは誤読となる。仮名が音節文字であり、音節は実際の発音上区切って発音することが許されており、さらにその文字が相当の間隙をもって綴られる点に、日本語において逐字読みが強くあらわれる原因があると思われる。かような逐字読みは後に述べる語義失語の仮名の読みにも明らかに認められる。

超皮質失語の読みは、古典的な定義によると意味理解を伴わぬ音読を示す点にあるとされている。語義失語の読みについてもかかる傾向は認められるが、症例によって、また読みの素材によって程度は異なる。文に関して全体意味を解せずに読み下すことが最も多い。その音読そのものも決して正確

でなく本来の意味に相応せぬ音読を自動的に行なう。その定型的なものを示すと、

（語義失語第二例）

門《kan》の外《gai》に　かきの木《hon》が　三本《sanpon》あります。

（語義失語第三例）

木の葉も大方《taiho》は散果《sanka》てて、……山々のいただきは、はや真白《sinpaku》になってゐる。……いてふ《itehu》の大木《ooki》が一本高く突立《enta》って……

このように読んで、患者は全文の意味をほとんど理解していない。自ら「読むには読むが意味が解らない」という。その音読は、仮名に関しては逐字読みによる誤読を示し、漢字に関しては特異な形式の誤読を示すが、後者の誤読が遥かに多い。漢字は文の外で「熟語」として提示されたときも、また「単語」として提示されたときも同様な誤読を示すが、その誤読の形式の中で特色のあるのは次のごとき形式である。

（1）音訓の混同。相手↓ソウシュ、大抵↓オオテイ、この布を↓このフを、のごとく、音読みと訓読みを混同するのであるが、いったいに訓読みすべきところを音読みにする誤りが、その反対の場合よりも多い。音読みの中でも、慣用を無視して漢音と呉音を混同することがある。この種の読み方は、個々の漢字を単独に提示された場合（「単語」）は、必ずしも誤読とは言えない。わが国の漢字の

読みには、周知のごとく、訓読みと音読み、音読みの中には漢音、呉音、唐音などと数種の読みが並用されている。また「熟語」の場合にも必ずしも厳密な法則があるわけではなく、「熟語」をなす各個の漢字を一様に音訓いずれかの読みをもって一貫するとは限らず、かかる音訓の混同はわれわれが日常耳にして怪しまない。けれども、漢字の表わす語の意味すなわち語義を考慮に入れるならば、漢字の読みは、一定の語義に対しては習慣的に音読み、訓読みおよび音訓混同の中の一、二が定まっている。語音に相当する読み方が定まっている。したがって、かかる習慣化された読み方から逸脱した音訓の混同は、その表わすべき語義についていえば誤読とみなすことができる。ここに音訓の混同というのは、すべてかくのごとき種類の逸脱である。

（2）語義の混同。語義の類縁関係にある他の語として読む誤読であり、上記の症例についていえば、寒い→冬い、熱い→暖い、のごとき誤りがこれに属す。しかしここに言う類縁関係というのは広義であり、意味は正反対であっても同じ事態について用いられるいわゆる反対語の場合をも含む。かかる語義の混同は、錯語については語性錯語の一部にしばしばみられる現象であり、語音が一定の慣用意味（語義）を担わずに、漠然とした未限定の意味脈絡を指示していることを示す。

（3）字形の混同。私→秋。木→本のごとく、類似字形の間における混同である。視覚性失読に顕著な錯読形式であるが、語義失語の場合は、この種の錯読は主として文の読みの中に現われる。文脈に応じた意味の予知が不充分であり、その皮相な音読において、文字の正確な把握が行なわれない。文脈当の文字を改めて呈示するときには、この混同は認められない。

（4）　その他、簡単に解釈のできぬ漢字の誤読が多数あるが、その詳細は省略する。

なお、以上のごとき漢字の誤読は漢字の読みの訓練を経ていない健常人に音読を強いたときにも現われる現象である。したがって、これを病態現象として扱うには、患者が病前において漢字の読みにある程度に習熟していたことが須要な前提条件である。

仮名の音読は一体に誤読が少ないのであるが、完全ではなく、とくに仮名で綴られた多綴語句または文に往々誤読が現われる。たとえば一例について

ナンベン　モ　ウタ　ヲ　ウタ、ヒ、マス

のごとき読み方をする。逐字読みと近接文字群を一括して一語のごとくに読む誤読である。この材料は尋常小学校読本であって、適当に分かち書きがしてあり、意味を予知して読めばかかる読み方をしないはずである。文脈に従いつつ、仮名の系列をも文節に群化して読むことができないのである。

以上が語義失語の音読における特色の概略であるが、文字の意味理解はかかる音読の正誤と対応しているわけではない。仮名の場合は、音読が形式的に正しいときにも意味理解の渋滞するのが通例であり、誤読の場合は一般に意味を解していない。しかし、漢字に関してはその多くの誤読にもかかわらず、つねに意味理解が伴わぬと推定することはできない。漢字の文字理解の程度と様態は多様である。この点を詳論するには、なお経験が不充分なのであるが、意味理解が一般に不確実であるということはできる。たとえば、前記の症例についてみれば、絵画に示された多数の対象を、書かれた文字に対応させると次の結果を示した。

		音読	対象指示		音読	対象指示
(1)	笛	osi	(−)	フエ	(+)	独楽を
(2)	犬	(+)	猫を	ネコ	(−)	(−)
(3)	窓	hibati	(−)	マド	(+)	椅子を
(4)	椅子	si karasi	(−)	イス	(+)	(+)
(5)	鼻	hitai	(−)	ハナ	(+)	(−)
(6)	河	kawara	草原を	カワ	(+)	(+)
(7)	三日月	san hi tuki	(−)	みかづき	(+)	(+)
(8)	障子	isu……(+)	椅子を	しょうじ	(+)	(+)
(9)	獅子	itati	熊を	シシ	(+)	(+)
(10)	駱駝	datyô	(+)	ラクダ	(+)	(+)
(11)	箪笥	tukue	(−)	タンス	(+)	(+)

かくのごとく、かえって漢字の文字理解が劣るのであるが、それはこの一例のみであり、他の症例では比較的に漢字が理解しやすい。

漢字の理解が不正確であり、限定された事物を指示していないことは、このような読みとその再認の過程にもうかがわれる。

（i）「痛」？　さむしい
「冷い」？　つめたい……（考え込む）
「痒い」？　かゆいでもない
「苦しい」？　くるしいかも知れぬ
「病」？　やまい……かも知れぬ
「楽しい」？　たのしいではない
「痛い」？　……何かよく……医者……病気のところにつくような気がする

（ii）「羊」？　これは……
「牛」？　そうではない
「空」？　そうではない……牛……牛……
「山羊」？　そうです山羊というようなもの……
「羊」？　どうも……あるいはそうかも知れぬ

この再認の不確実は健忘失語の読みと異なる点である。

次に健忘失語の失読症状であるが、その特色は症例によって一定していない。皮質失語と同質の失読症状を示すことがしばしばあるとともに、通常の検査ではほとんど失読を認め得ぬこともある。このいずれの場合も健忘失語に特有な失読症状を欠いている。しかし、一部の健忘失語には特異な失読症状があり、その失読は一見語義失語のそれと酷似しているが、なおこれと区別される点がある。それは漢字に関する失読症状であって、漢字の音読の困難を示し、その錯読は形式的には語義失語の場合と一致している。すなわち、音訓の混同、語義の混同、字形の混同などの諸形式の錯読を呈するのである。しかし、語義失語と異なるところは、意味の把握が遥かに確実であることと、正しい音読の再認が容易であり錯読の訂正が可能なことである。漢字の意味——したがって語義——を把持していても、その読み方すなわち語音が喚起されないのであって、読み方の模索の過程に上記のごとき形式の錯読が発呈するのである。かかる喚起困難と錯読は、同じ健忘失語が事物を呼称するときの語喚起の困難と錯語に著しく類似している。たとえば、次のような例にこの点は明瞭である。

牛　牛乳の……あの……ぎゅう……馬でなし……羊でなし……。
長崎　これは……あの……山梨県とかの県の名前だが……県にこういうものがあるが……。
富士　あの……山のあそこだが……とても良い山……山梨と静岡の間にある……おお富士……。
楠木　これは……ちょっと判ってるが……学校で教わったのだが……歴史でいう……その人……ちょっと言えない……日露戦争の人だが。

「牛」の読みに際して「ぎゅう」のごとき音読みがあらわれたり、「馬」「羊」のごとき類義的な誤読があらわれる。あるいは、漢字をもって意味される事物の性状を述べる迂言（Umschreibung）もあらわれる。

このような音読の困難と錯読は、いうまでもなく本来の失読ではなくて失語性の現象であり、事物の呼称における語喚起困難や錯語と同質の現象である。漢字の字形をもって表現される意味を患者はほぼこれを理解しているが、その意味を音声言語によって表現し得ないのであろう。けれども、漢字の字形をもって表現される意味は音声言語と無関係なものではない。現在の漢字は厳密な意味の表意文字ではなく、漢字の字形は同時に語音の記号でもある。したがって、漢字の字形をもって表現される意味は同時に語義となり得るのである。それゆえ、患者が漢字の字形をもって表現される意味をほぼ理解していることは、語義を理解していることとも相関した現象である。もちろん、語義理解と漢字の意味理解が同一の過程であるというのではなく、後者を中心とした読み書きの体制において前者が重要なひとつの契機となっているということである。先に述べた語義失語において漢字の理解が劣っていたことは、おそらくこの点から説明し得るのであり、漢字を純粋の表意文字として扱ったのでは解釈しがたいことであろう。健忘失語においても漢字の意味理解はつねに正確であるとは限らない。たとえば上に記した例における「楠木」の読みに際して明らかに観取されるごとく往々にして不確実である。その程度はきわめて軽度であるとはいえ、語義失語における漢字の失読との類縁を示すものといえよう。健忘失語の一部はその音声言語における症状において語健忘の外に軽度な語義理解の困難を示しつつ、語義失語との移行関係を示すのであるが、失読症状についても同じことが認められる。

終わりに、ドイツ語についてゴルトシュタインは健忘失語の失読症状として、アルファベットを発音符号としては読むがその名称をいえぬことを述べている。先に健忘失語の失書症状として述べたことと呼応した症状である。わが国の健忘失語が示す漢字の錯読の一部（音訓の混同）はこれと類似した現象であろう。けれども、漢字が表語文字として、同時に語義と語音の表示である点において、その読みの体制はアルファベットの場合に比して遥かに複雑であり、意味の契機は重要な役割を担っている。したがって、錯読の場合にも意味理解の様態と程度をつねに注意しなければならない。

失語の意味型——語義失語について

1　いわゆる超皮質失語の核心

ウェルニッケ－リヒトハイムの図式による超皮質失語の定義はきわめて簡単であるが、その実態ははなはだ複雑で多岐にわたっている。この点は、この問題の整理に真っ向から取りくんだゴルトシュタインの『超皮質失語』（一九一七）をみれば明らかである。当時まだ古典的な立場を脱しきっていなかった彼は、その立場から多くの文献例と自家例を蒐集整理しようと試み、苦心のあげく「運動型」と「感覚型」のほかに「混合型」なる枠をもうけ、各型をさらに二ないし三亜型に細分している。

ゴルトシュタインの業績は超皮質失語論の集大成ともみられるが、そのなかでわれわれの注目を惹く点は、彼が「真の超皮質失語」とよんだ混合型第一型の病像である。これは彼以前の古典学者が超皮質感覚失語とよんだものの一部にあたり、語音が正しく聞きわけられながら語義が理解できない点にひとつの特色があるが、表現の面でも思考に関連した文法の障害がみられるし、喚語の困難もあるので、混合型とされたのである。雑多な超皮質失語の無数の病像のうちにあって、比較的まとまったものであり、一九三六年に失語の綜説を書いたイサリンの言葉を借りると、「思考と言語の相互関連、すなわち超皮質性の問題」の核心にふれる失語類型であろう。

著者が先年、語義失語と名づけた型は、日本語と印欧語との違いのため正確な比較は困難だが、ほぼこの型、つまりゴルトシュタインの「真の超皮質失語」にあたるものである。日本語の特性（とくに漢字の読み書き）を通じてみると、語義に関する障害が一層明瞭なので、あえて一類型としてとりあげ、ブローカ失語やウェルニッケ失語を語や句の「音韻的形態」の形成に関する障害として、その失読、失書の仮名につよい点を考慮しつつ対比させた。ブローカ失語とウェルニッケ失語を失語の音韻型（phonetic form）とみなすならば、語義失語は失語の意味型（semantic form）とみなせよう。

しかし、当時は、意味失語（semantic aphasia）といえば、ヘッドのそれを指していたし、今日でもこの傾向が残っている。ヘッドがこの型の失語として理解していたのは、しかし、語義――彼はこれを「語の直接的な意味」とよんでいる――の障害ではなく、文の大意とか行為の目的とか情景の理解とか、著者らの眼からみて、失認や失行とみなせるものを多く含んでいた。言葉以外の象徴のかかわる行動の障害がむしろ目立つ症例であった。著者らは、ヘッドの「意味失語」を失語とみなすのに今日では一段と疑いを深めている。

というのは、言語の障害がまったく欠けていて、一般知能の欠陥とも区別されるところの知的水準における失認がありうるからである。数年前そういう症例を著者らは経験し――視覚失認の象徴型として発表した――それを知能の一面的障害ともみられる高次の失認とした。失語についてそれに対応するものがあるとすれば、それはヘッドの「意味失語」ではなく、言語の意味論（semantics）の立場からみた失語の意味型としての語義失語であると思う。

語義失語に近いものを外国の文献に求めると、むしろクライストのNamenaphasieであろう。クライストは彼一流の図式主義によって失語を細分して多くの型に分けているが、Namenaphasieには特別の位置をあたえ、健忘失語をその軽症例とみなすほどの意義を認めていたようである。

戦後の文献についてみると、「意味失語」の名称をまま見受けるが、多くはヘッドと同じに広義に失語以外のものを含ませている。しかし、これを狭義に解している学者もいる。たとえばルリヤは、その失語分類に際して、意味失語を「言葉の意味体制」の崩壊とみなしながら、著者らのいう語義失語の軽症例にあたると推測される病像をそこに包括しているようである。なお、健忘失語を意味失語の不可欠の一面とみなしている点、クライストのNamenaphasieやヘッドのnominal aphasiaとの近縁な関係を思わせるが、そのうえに「論理・文法的関連」（logico-grammatical relation）の障害を重視しているところは、いっそう語義失語に近いものを考えているようである。

最近ウェップマンという学者が失語を五型に分けてそのひとつに意味失語を挙げている。彼の記述によると、「語彙のいちじるしい制限」「句や文の反復」「陳述の一般化」「説明のための特定の語をもとめて回りくどい言い方」など、語義失語そのものの病像を思わせる。ウェップマンの分類そのものは、失語の諸類型は、子供の言語習得の段階を逆行するという「退行の仮説」にもとづいて、きわめて図式主義的であって賛成しかねるが、意味失語その他の二、三の類型は要を得てまとめていると思う。

要するに超皮質失語の核心は言葉の意味の側面の破綻という点にある。これを「名の失語」と言うべきか、「意味失語」とよぶべきか、あるいは「語義失語」とするかは、言葉の意味論の立場から決めるのが正しいと思う。

2　語の相対的自律性と語義失語

語義失語という名称は、「語啞」や「語聾」の名称と同様に、当時は陳腐な印象をあたえる命名であった。というのは失語論はつよくゲシュタルト心理学の影響を受けていて語（word）を文（sentence）のなかで、文をまた話される場面（field）において見る傾向が顕著であった。また私の知り得た言語学の文献の範囲でも、意味論においては例のオグデンとリチャーズの三角方式の考えやスターン、ファースその他の脈絡説（context theory）が有力であって、言葉の臨場的意味（occasional meaning）を重視し、語よりも文を話し言葉の単位とみなす傾向にあった。こうした時代で、失語の意味型を語義失語と名づけるのは、正直のところ気おくれのすることであった。しかし、事実はやはり語義（word sense）の障害に重点があり、それを核心として他の随伴症状を説明すべきであった。辞書にあるような比較的に固定していて、文の中にあっては文脈によって変容するとはいえ、多少とも独立した語の意味にかかわる障害である。この辞書的意味——生きた意味に対して軽蔑的に語られた——の障害に比して、文の障害はむしろ二次的なものであった。それは軽症例において文の段階式の理解仕方、つまり有意味の語をひとつずつ理解していって最終的に全文を理解することから明らかであった。

語義失語の障害は語の辞書的意味にあるといっても、語義とは、指示物（referent：オグデン、リチャーズ）や意味された物（things-meant：ガーディナー）ではない。そのような実体的なものごとでなく、またその心像でもないであろう。意味論の碩学ウルマンは、著者の言うような語音を名（name）とし、語義（word sense）を定義して次のように言っている。すなわち「名と心像との相互関係であって、それによって両者が互いに喚起しあうことができる」ことであり、これが意味の「機能的な定義」である。名と心像は相共にすべての状況で喚起し合うという点で「密接な共生」の関係にあるという学者もいる（Benenisle）。語義失語ではこの「密接な共生」が切断され、相互に喚起しあうことができなくなっているとみられよう。実際、患者は語義理解がわるいだけでなく、かならず語音喚起の障害を伴っている。

ウルマンによると、多くの言語学者は程度の差こそあれ、語の独立性を認めているようである。語は音韻論的にも話線（discourse）の単位であるし、意味論的にもそれ以上に分割されない単位である。

語義失語の定型例では、漢字の読み書きが困難である。これは漢字が表意文字であることによって簡単に理解されるが、その錯書や錯読をくわしくみると、表意文字というよりは表語文字（語音と心像を同時に示す）に起因するものとして解釈されるし、この失語の錯語様式もまた同じようにしてよく理解することができる。

3　語音把握の正確さと語義理解の困難

語音と語義の分離は、超皮質失語の研究の古い遺産ともいうべき知見である。それは語音把握が正しいのに語義理解ができないという形であらわれる。その後この点に疑いをもち、失語において語音と語義の理解の連続性を固執する見解を述べた学者もいるが、著者はやはり「超皮質性の問題」（イサリン）の核心にふれた知見であると信ずる。

定型的な語義失語を検査してみると語音の把握は驚くほど正確である。ある症例では無意味語の模倣は七音節のもの（たとえばキアンヨサシノなど正常者にとっても熟知度が低くかならずしも模倣が容易ではない）はつねに可能であった。有意味語についても、その意味を解さないのに、「職業安定所」「鉄道弘済会」などすらすらと模倣することができる。患者はその際、既知感をもっているらしい素振りを示すが意味はわからない。

同音異義語でただアクセントで区別される語音をきかせて模倣させると、アクセントも正しくとらえて二つの語を区別することができる。しかし、意味はどちらもわからない。「ちょっと言い方がちがうが同じ言葉です」と答える。箸（はし）と橋、汽車（きしゃ）と記者、など十数組の同音異義語について検査してみたが語音としては、まず最初は区別することができる。だが、意味をとらえようとして自分で反復（一種の反響語）しているうちに、その発音はたがいに同化しあってゆき、ついにはアクセントの区別もなくなることが多かった。

定型例におけるこのような現象は決して一時の過渡的現象ではない。正確な語音把握に集中するために語義にまで注意がまわらぬ、というふうな「音韻型」の失語の回復期の現象とは同一のものとみなしにくい。ウェルニッケ失語はもちろん、デジェリンの指摘したようにブローカ失語の回復期にも語義理解の障害があらわれうることは周知のことであるが、それと簡単に同視することはできまい。これらの「音韻型」の失語の回復期では、多くの語音を対比したり、類似をみつけたりすること――語音が語義を区別して喚起するために必要な示差的機能――が不充分なため、二次的に語義の理解が困難になる。しかし、上述したように定型的な語義失語の症例では語音の区別、したがってその示差的機能はきわめて正確に保たれているとみねばならない。ただその機能は目標をなくして無駄に終わるために、その本来の意味弁別の役割がなくなるので、示差性そのものまで不要になる過程を示すのである。

4 語彙と連語（syntax）

この失語で語義理解の犯されやすい語は、他の語と連関がなくてもそれ自体で独立した意味をもつ語、言いかえると、自律性のつよい語である。もっとも患者にとって特別になじみの深い使い慣れた語は例外である。そういう場合を除いて総体的にみると、まず固有名詞、次いで具体的な動物や植物の名などで、いくえにも意味の限定されていて——論理的にいうと内包の多く外延のせまい——特定のものごとを指示する名詞が犯されやすい。次いで動詞、形容詞、副詞などの順になるようであり、この点は、健忘失語における喚起困難な語の順とほとんど一致している。語健忘は語義失語の必発的な症状であるので以上のことは当然のことかもしれない。

反対に、この失語で犯されにくい語、つまり重症例でもなお理解し、表現されるという抵抗のつよい語は、それ自体とり出してみても意味がないか、または漠然とした意味しかない語である。その極端な例は統辞（連語）のためにだけ役立つ語である。「形式語」（form word：スイート）「操作語」（operators：B・ラッセル）といわれてきた文の構成分子である。日本語でみると代表的なものは助詞である。そのほかには、助動詞、接続詞や、品詞ではないが語尾の活用である。これらを語と呼ぶべきか否か疑問であり、ウルマンなどは疑似語（pseudoword）といっているが、そういうものは語義失語で犯されない。この点も、表現という面についてだけ見てのことになるが、健忘失語と同様であり、またブローカ失語の回復期にみられる失文法と対照的である。

患者がその意味を解し、みずから言表できる語は少なく、わずかな語数に限られている。そのわずかな慣用語句のうちには抽象語が多く、具体語の乏しさと対比して奇妙な印象をあたえる。抽象語を具体語の代用につかっているのである。論理学的にみて、外延がひろく内包が少ないという特質を利用して、どの場面にも通用させて（multi-situational）いるのである。

そのほか患者の慣用する語ないし句には外交辞礼風の申し訳めいたものが多く、無理して体裁をつくっている感じがする。語彙の貧しさからくる対話は途絶えがちになるがその空白の気まずさを埋めようとするかのように、代償的に慣用語句が濫発されて一種の語漏（logorrhoea）に近い。これらの語句は、なにごとかを叙述し、表現する手段として用いられるのではない。言語行動の他の一面、すなわち対人関係をたもつための社交の手段として活用しようと努力しているのである。

5　語義失語と知能

語義失語の病像には、知能の障害つまり痴呆と重複していると思われる一面がある。語義失語は、見ようによっては、一種の痴呆ともうけとられるのである。

従来、失語と知性障害の関係はいろいろと論議されてきたが、失語一般と象徴機能一般の関係について因果的ないし論理的な優位性を論議するというふうに、心理学的ないし哲学的な設問に応じた方向に議論がすすみ、論争の焦点が臨床の実際から遊離してしまった感がする。ゴルトシュタインが色名健忘例にみた例の〝範疇的態度〟の障害を健忘失語一般に及ぼし、その影響をうけてカッシーラーが失語、失認全般に〝展開機能〟(象徴機能)の欠陥を論ずるにいたった経緯などまさにその典型的な例であろう。

最初に問題を提起したマリーが「真の失語はウェルニッケ失語ひとつ」であると極論し、それは「一種の痴呆」であると言ったときは彼自身の多年の経験にもとづいた意見で、その含蓄はきわめて深いと思うのだが、ブローカのみた症例の脳髄まで引き合いに出して「失語論の改訂」を企てたのは衝撃的なことであったろう。ヘッドの実質的には経験主義的な失語論は、臨床検査法を精細化したうえで、忠実な観察に基礎をおいたのであるが、その結論「象徴的定式化と表現」の障害という言葉だけみると、誤解をまねきやすい。事実、ゴルトシュタインとならぶいわゆる全体論者として引用されることが多かった。ゲルプとゴルトシュタインの見解が失語や失認の臨床を知らない人に高く評価されるのは滑稽な感じがするが、ヘッドの場合は彼の業績を専門家までが実りの少ない全体論と同視するのは悲劇的でさえある。

失語と知能の関係はマリーの設問の振り出しに戻って、ヘッドの試みた方向に向いて、今日の方法で再検討してみるのが正しいと思われる。また事実その方向がとられている。レルミットは多くの失語症例にウェクスラー＝ベルヴュー法を施して、動作テストのうえでは成績の低下の少ないのを見出している。言葉を用いぬ知的操作の能力低下をテストによって否定しているのである。その資料となった多数の症例は、おそらく各型の失語を含んでいるものであろう。そして当然のことながら大多数において言語テストは施行できなかったのであろう。

私が問題にしたいのは、失語一般ではなく、最も痴呆にちかい失語すなわち語義失語と知能の関係である。語義失語では検査の instruction くらいは理解できるし、テストの施行は他の型の失語よりも容易である。ただ語義失語の定型例はめったにみられないのが難点である。

幸い著者らは、順天堂大学精神科教室と松沢病院の症例とその記録を、関係の方々の好意により、みせていただく機会を得た。そのテスト成績を、小野が老人痴呆（二二例）、脳動脈硬化（一九例）について同テストを施行した結果と比較すると次のような点が目立っていた。

（1）老人痴呆と脳動脈硬化の場合は、言語テスト平均は動作テスト平均よりよい成績を示すが、語義失語ではその反対である。語義失語の軽症例では、動作テストは痴呆よりははるかによく正常の下限界を示している。

（2）言語テストでは、順唱・逆唱のような機械的な模倣はよく、正常値（八―一一）を示している。これに反し、共通点の発見、言葉の理解は、少数の重症例では一般に痴呆よりも悪く、軽症例では痴呆と同程度である。

（3）動作テストは概して痴呆に比してよいが、正常よりは劣る。軽症例でさえ、記号合わせと絵の配列はわるい。積木デザインと組み合わせが比較的よく、軽症例では絵の完成がよい。

以上の結果は先にわれわれが報告した「視覚失認の象徴型」の症例とだいたいにおいて対照をなす

成績であるが、動作テストにおいて――全体として失認のときは言語テストより悪いが――絵の配列・絵の完成および記号合わせが相対的に悪いという共通点がある。なお、レルミットが失語一般について行なった同様のテストでも「記号合わせ」と「絵の配列」の成績は不良であったという。ここに言葉という記号の運用如何が、象徴を操作する行動に影響を及ぼすことが推察されるが、その詳細はこれらのテストではわからない。いずれにしても、語義失語では、テスト結果では他の失語に似て、言葉という記号の操作に関する知能の一面が犯されている。視覚失認の象徴型を高次の失認とみなすなら、語義失語は高次の失語であって、音韻型の失語との次元の開きは、失認の場合よりも一層大きく、それだけまた知能――たとえ一面であるとはいえ――の欠陥に近い。

6 ウェルニッケ失語との関係

ウェルニッケ失語の経過は周知のように複雑多岐にわたっている。そのひとつとして、回復するにつれて語義失語の病像を呈し、次いで健忘失語の病像にうつりつつ次第に回復してゆく型がわりに多い。その場合に語義失語の病像を呈する期間の長短は症例によって異なる。

語音把握の障害、音韻性の錯語、表音文字に顕著な読み書きの障害などを著者は狭義のウェルニッケ症状群の中核とみているが、これらの症状群は初期症状（initial symptom）として前景に現われやすい。語義理解の障害などの語義失語を合併していたとしても、それらは初期症状たる音韻型の症状に蔽われていて検査することもできない。しかし、このような合併がなくとも、一過性に、語義失語様の病像の現出することはかなり多い。語音の把握が辛うじてできるようになり、錯語も音節の水準ではみられなくなって、語音と語音との混同を示す程度に回復した場合には、なお音韻の示差的機能の不全のためと、そこに注意を集中するあまり、語義理解の困難などの語義失語様の病像があらわれる。しかし、その場合は、精査すれば音韻性の障害を残している（読み書きの障害をふくめて）。それを認めないときにはすでに著しく回復していてすでに他の失語の病像を呈するか、あるいはそのまま回復する。

他方、ウェルニッケ失語を初期症状としないで、最初から語義失語の病像を呈している場合がある。著者はそれを定型例とみなしているのだが、既往歴に健忘失語の存在が推察される場合もある。その後の経過は語義失語の病像がそのまま悪化し徐々に痴呆におちいるようである。側頭脳の第二、第三回から頭頂脳にかけての進行性でびまん性の病巣が推定されるが、病巣に関しては推測の域を出ない。びまん性の病巣からは「ぼかされた巣症状」（verwaschenes Herdsymptom）が発呈し、「純粋な」巣症状は現出しないと考えるのが通例である。なるほどそのような症例はきわめて多い。しかし、まれながら機能障害という点では単位的性格をもち、その限りでは純粋な症状が現出する場合がある。機能の局在と病巣の局在は別のことがらであり、機能障害の単位性（純粋性）は病巣の限局性とかならずしも並行しない。機能という観点からすれば、病巣の局在はまったく偶然のことである。言葉の意味作用といったような機能の基本となる脳回路はかなり広汎な部位にわたると予想されるが、たとえまれであるとはいえ、そのような回路はびまん性病巣によって単位的に損われる可能性がある。

文献

(1) Goldstein, K.: *Die transcorticalen Aphasien.* 1917.

(2) Isserlin, M.: Aphasie. *Bumke-Foerster's Handbuch d. Neurologie.* Bd. VI, 1936.

(3) 井村恒郎「失語——日本語における特性」精神経誌、四七巻、一九四三年。（本書六五—一〇八頁）

(4) Head, H.: *Aphasia and Kindred Disorders of Speech.* Vol. I and II, 1926.

(5) Kleist, K.: Kriegsverletzungen des Gehirns in ihrer Bedeutung für die Hirnlokalization und Hirnpathologie. *Hdb. derärztlichen Erfahrungen im Weltkrieg, herausgeg.* von Schjerining-Bonhoeffer, Bd. 4, 2 Teil, 1934.

(6) Luria, A. R.: Factors and forms of aphasia. *Disorders of Language.* ed. by A. V. S. de Reuck & M. O'Connor, Churchill, London, 1964.

(7) Wepman and L. V. Jones: Five Aphasias, a commentary on aphasia as a regressive linguistic phenomenon. *Disorders of Communication.* 1964.

(8) Ogden C. K. and I. A. Richards: *The Meaing of Meaning.* 4th ed., 1936.

(9) Stern, G.: *Meaning and Change of Meaning.* 1931.

(10) Firth, J. R.: *The Tongues of Men.* 1937.

(11) Gardiner, A.: *The Theory of Speech and Language.* 2 nd ed., 1951.

(12) Ullmann, S.: *The Principles of Semantics.* 2 nd ed., 1963（山口秀夫訳『意味論』）

(13) Lhermitte: État intellectuel des aphasiques, Essai d'une nouvelle approache à travers des épreuves perceptives et opératoires. *L'encéphale,* No. 4, 1963.

(14) 荒正「語義失語の一例」精神経誌、六五巻、一九六三年。

(15) 岡田靖雄「語義失語について」精神経誌、六七巻、一九六五年。

(16) 小野和雄「テストより見たる痴呆の研究」精神医学、六巻、一〇号、一九六四年。

(17)　井村恒郎他「視覚失認の象徴型」精神医学、二巻、一二号、一九六〇年。

文の失読について

症候論の立場から、失読を字性失読（literale Alexie）と語性失読（verbale Alexie）に分けて考察するのが慣例になっている。前者は個々の字を読むことができない場合、つまり字の水準における失読で、後者は字は読めるがそれを綴った語は読むことができないという語の水準における失読である。このいわば〝言語学的な〟見かたの分類は、失読症状の心理的ないし生理的機制を示すものではないから、種々問題がある。しかし、実際上の便宜のためであろうか、広く用いられている。

この二つに加えて、近ごろアジュリアゲラとエカンは、同じように症状論的にみた失読の別の一群として「文の失読」（alexie de phrase）を区別できるといっている。これは文の水準における失読で、字や語を単独にみせれば読むことができるが、文になると読みくだすことができず、文意も正しくとらええない場合である。そして、主として文中の名詞や動詞を読み、前置詞とか接続詞などの文法的な役割をはたす部分を無視したり、読み誤ったりする。彼らによると、この文性失読は、その程度や様態においては多種多様であるが、文の読みに際してだけあらわれる失読という点が共通しているという。彼らのように「文の失読」という言葉は用いていないが、失読の回復過程において、同様の現象たとえば、文を読むにあたって接続詞や前置詞などの「文法的な部分」の失読や錯読のあらわれることは、ランゲやクリッチュリーなどの総説的な論文のうちにも記述されている。

このような文性失読は、日本文においても観察することができるであろうか。できるとすれば、どういう形であらわれるであろうか。問題は症状論の範囲に属することであるが、こういう〝言語学的〟な見かたを、比較言語学的考察をぬきにして、日本の失読症状にも適用しうるであろうか。字性失読と語性失読の区別にしても、そのまま日本の症例に適用するにはかなり無理があり、欧米でいわれるほどには実際的分類とは思えないのであるが、(注1)それはさておき、漢字と仮名を併用する日本文では、失読症者はいったいどんな読みかたをするであろうか。

この疑問に答えるためには、まず、字や語の水準における失読症状のない比較的軽症な段階にある症例を選び、ついで、漢字と仮名の読みを比較しながら同時に症例のあらわす失読ないし錯読の様式を分析し、そのうえで、文の読みかたを検討する必要があろう。なお、ここで問題となっている失読は失語性のものではないから、失語を伴わないことが要件であるし、また、文字の認知に影響をおよぼすようなほかの失認のないことが望ましい。

こうした考慮のうえにたって、私たちはほぼこの条件をみたすと思われる二症例の症例記録を再検討して、以上の諸点を考察することにした。第1例は最初から軽症な視覚性失読と推定される例で、第2例は当初は重症であったが、比較的速やかに回復して軽症の状態になった定型的な「純粋失読」

（デジェリン）の例である。

1　症　例

第1例　○田、六三歳、男子、右利き、クリーニング商。

学歴は小学校卒であるが、成績はよく、新聞や小説を読むのに不自由はなかったという。

昭和三一年九月一五日の朝、突然、右偏頭痛があらわれたがとくに気にせず、いつものように朝刊をひろげ、連載小説を読もうとして、文字の読めないのに気づいた。漢字の多い見出しはどうにか読めるが、仮名のつまった面になるとまったく読めない。

第三病日に入院。入院時血圧二二〇―一〇〇、その他には特記すべき所見はない。近視はあるが眼鏡で矯正されていた。視野は左右とくに左側に視野狭窄が認められ、また中心視野の上方に暗点があった。

色彩認知が軽度に障害され、赤、茶、山吹、かば色などの色彩カードの選択に誤りがあった。その他の失認あるいは失語、失行などの症状は認めない。

このほかに、健忘性失書を疑わせるかるい失書があった。しかし、主要症状は失読で、それも当初から軽症といえるものであった。

失読について

大学、病院、山川、春秋、などの文字は漢字でも仮名でも容易に読むことができ、語として綴られた文字群の読みには、おおよそひどい支障はなく、まれに仮名綴りの際に誤る程度である。

しかし、漢字と仮名の読みを比較すると

語の読み

（栃錦　＋（三秒）　トチニシキ→トサミシキ（八秒）
（明月　＋（四秒）　めいげつ→めいぶつ（八秒）

さらに、漢字と仮名で語を書いたカードをつくり、カルタとりのように選択させると、

浜名湖　＋（三秒）
力道山　＋（二秒）　とうきょう　＋（十秒）
総理大臣　＋（三秒）　まんざい　＋（五秒）
内閣統計局＋（四秒）　ほととぎす　＋（六秒）
動物園　＋（二秒）　にほんだいがく　＋（十七秒）
＋正読、（　）読みの時間、カードをはっきり選ぶ時間

明らかに、仮名のほうが読みにくく時間がかかる。カードの選択にもそれが示される。

文の読み

この差は、漢字の多い文と仮名で綴られた文とを比較するとより明瞭に示される。おもに仮名で書かれた児童の詩

きしゃはくいしんぼうだね
お水をのんだりせきたんをたべたり
おべんとうをいっぱいつんで
どこへ行くのだろう

という詩を

きしょは……はくい……しんばうだね
お水をつんだりせはとんをたべたり
おべんとう……おみあ……しっぱいつんで
どこにひ……ゆくのだろう

と読み二分一〇秒を要している。しかも逐字読みの傾向がつよく、意味の理解もできない。
これに反し漢字の多い文、次の新聞記事は

　東商常議員会。東京商工会議所では十八日の常議員会で中小企業の労働対策連絡協議会設置要領を決めた。

の文で

常議員会→ジョウニンイインカイ
（常任委員会）

と読んだほかは正読し、しかもわずか三五秒で読みきり、意味も理解している。
次に仮名の分かち書き文についてみると、小学読本の文例で

（1）ゲンキニ　ダルマ
オクリヲ　シマシタ。
ヒノマルコウシンモ
シマシタ
という文を
ン…ンギニ…ゲンキニ
ダル…ダルマヲ
クリ…シテ…タ
ヒノ…マル…コウ…シン
ヒノマルコウシンモ
シマス
と読み
（2）オトウトガ
ビョウキデ
ネテ　イマス。
オトウサンモ
ソバニツイテ
シンパイシテ

イラッシャイマス。

という文では

オトウト　ガ

ビ―…ビョウキデ

ネテ…イ…マス

オト―…オトウサンモ

オカアサンモ

ヒバ―…ソバニ　ツイテ

シ―…ン―…パイ…シンパイ…シ―…テ―

イラッ…イラッシャイマス

と読んでいる。

つまり、仮名の分かち書き文では、やはり逐字読みがみられるが、逐字読みしてから慣用の名詞や動詞などを語節としてとらえる傾向が比較的容易になっている。またこの際に、助詞は逐字読みされることもあるが、読み誤ることは少ない。拗音や撥音の訂正は容易になっている。

錯誤について

この症例で患者は単文中の漢字はだいたい正読することがわかったので、故意に誤った漢字を入れた文を作り、その誤りを指摘させてみると、たとえば（＋は正しく指摘、－は見落とし）

関東大震災―　－

明治、太正、照和↓昭　－

月と大陽　＋

慳突が倒れた　－

平和篠約　＋

のように、誤字のあることはすでに注意しておいてもツクリやヘンの誤りを見落として形態類似の字、あるいは文脈から意味のとれる字として読んでしまいやすい。

瞬間露出器を用いて、〇・一秒の露出で検査すると、当然ながら錯誤は著しく認められる。

ノ↓ソ、ム↓な、ハ↓い、ヨ↓コ

フ↓カ、メ↓タ、ヒ↓と、太↓六

の↓め、材↓林

要するに錯誤形式は大別すると

(a) 形態錯誤、メ↓タ、チ↓サ、太↓六、慳突↓煙突、いっぱい↓しっぱい、などのように、字の形態の類似によるもの。

(b) 逐字読みに伴うもの、ビョウキデをビ、ビ、ヨウキデと読んだり、「きしゃはくいしんぼうだね」を「きしゃ　はくい　しんぼうだね」と読み、「コウシン」を「コウ　シン」と読むなどは、語節の(視覚的)成全の障害によるものと考えられるが、これも錯誤の一形成となる。

(c) 印象読みに伴うもの、これは分節の障害を印象によって補うための錯誤であり、さらに次の二つの場合がある。

(i)「めいげつ」を「めいぶつ」と読み、「シマシタ」を「シマス」と読むのは、構音的全体として読みくだすためにおこる錯誤であり、

(ii)「常議員会」を「常任委員会」、「大きな声でうたいました」を「大きな声でうたをうたいました」と読むような例では文字の形あるいは文の前後の意味上の関連からその字あるいは語節の意味を予料して錯誤をまねくものと思われる。

第2例　○川、五五歳、男子、右利き、郵便局員。教育は高等小学校卒業であるが、ながく郵便局につとめ、文字に明るく書字にも自信があったという。

卒中（脳軟化）後十日を経て入院した当時、裸眼視力は右〇・七、左〇・六、右同側性半盲、軽度の色彩失認（主として色名健忘）が認められたが、失語、失行などの症状はない。著明な症状は失読であり、入院当初には模字にあらわな障害があったが、まもなくまちがいはなくなった。しかし、書取りや自発書に比較するとはなはだしく稚拙であった。

失読について

当初は、個々の仮名文字を呈示しても読めない場合（字性失読）があり、たとえば「り」を「け」と錯誤したりしたが、その時期は短く、すぐに語性失読の段階に移行している。漢字に関しては、「春」→「三」、「皿」→「血」、「烏」→「鳥」などの定型的な錯誤のほかに、「木」「面」などの簡単な字をも読めないことがあった。これを字性失読というべきか否かは疑問であるが、ともかく個々の字を孤立して呈示した場合に、漢字の読みのほうが困難であった。

しかし、最初から失読症状は主として語性であった。そしてその際、漢字と仮名の語の読みの難易を比較することは、組織的に行なうことが困難であったが、漢字のほうが比較的読みやすいことが認められた。たとえば

語の読み

大学→だいがく（＋）
国家→こくがく（－）
山川→きかわ…やまかわ（＋）
東京→下は「がく」ですが上は…ああとうきょう（＋）
コクカ→…（－）
ダイガク→ダ…（－）
トウキョウ→ケ…ト…ウ…ケ…ああトウキョウ（＋）
ヤマカワ→（マを指して）…ケ…（－）

しかし、まもなく字をみて書字運動をしながら逐字読みを行なうようになり、上記の程度の短い語は、それだけを呈示した際は、難なく読めるようになった。

文の読み

入院後約一ヵ月を経て、失読症状が軽快した時期になると、孤立的に呈示した語あるいは短い句は容易に読むことができた。

しかし、短い文でもときどき次のような誤りがある。

（1）カゼガツヨクフクトキ、アメガハゲシクフル。↓カゼガ……ツモモ……ツモク……ツヨクフル
（2）大学病院医学部精神科医局員一同↓（医局員のみ読みにくい）
（3）この日、天気晴朗なれども浪高し。↓……この日……天気晴朗……な　れ　ど　も……浪高し

この程度の文の読みは、読みにくいながらもともかく読むことができる。

ところで新聞記事では

イギリスは、さきに独仏休戦条約の結果として、ヨーロッパ大陸よりほぼ孤立におちいったが、最近独空軍の英本土爆撃続行と相俟って――

という記事の読みに際して

イギリスは↓イギリスと
休戦条約の↓休戦条約と
ヨーロッパ大陸より↓ヨーロッパ大陸と
空軍の↓空海の
爆撃続行↓襲撃挙行

と誤って読んでいる。

つまり、助詞や後置詞にあたる部分の仮名の読みちがいと、意味を予料した漢字の読みちがいが認められる。前者は文の文法的な部分の読みちがいであるが、後者はそうではない。

次に長い文（国定教科書、巻十、第二十五分業）の読みをこころみ、その際読み誤った部分を仮名と漢字のそれぞれの部に分けてみると、

仮名について

製造場へ→製造場のへは……へ

こしらへる→と…と……こしらえる

乾いた→乾いて

乾かす→乾かし

手分けをして→手分けとして

することを→すると……するとをとき…するとをと…

多くて→多くして

なぜかういふ→なぜか…う……なぜ……かう

あるであらうか→ある…ので……あるので……あら…う

従事することが→従事するとが

めいめい→あいあい

のわけで→のかけで

漢字について

行って→ゆきって

大勢の→だい……

十箱→木箱

出来栄え→出来……

価→たか
自分に適した→身分に適した
熟練する→従事する
種々の→数々の

つまり、仮名の部分の誤りは、こ→と、を→と、め→あ、わ→かのような形態錯誤が著しく認められ、ほかに言語的な予料による誤り、仮名が続く際の逐字読みによる誤りなどがある。漢字の部分でも、十→木、自→身、のような形態錯誤があるが、ほかに音訓の混合などのように逐字読みの結果と推定される錯誤があって、単に意味予料による誤りのみではない。

なお、同じ日に数分の休憩ののちに

「昨夜晩ク上野ニ火事ガアリ二十六軒程延焼シタガ、死傷者ハ無カッタ。」

の文をとり出して読ませると、晩ク→晩ノ→晩ヲ——ととまどったのみで正読し、また

「ケサハヤクワレワレハヤマニノボリ、ユフガタニナッテ、ヨウヤクカヘリマシタ。」

という短い文も、ユフガタ→ユフタ…ユ…フ…ゲ…タ…ととまどったのみで正読した。

これを前述の長い文の読みと比較してみると、読みの錯誤形式ではいずれも形態錯誤が中心となっていて、それは文の長い短いにはかかわりなく同じであるが、文の長さによって読みの難易が異なり、概して長い文では個々にとりだせば読める文字でも読みづらくなるようである。

2　考察

1　錯読の様式について

私たちが問題にしているのは、文の水準における失読例であるから、字や語を単独にみせた場合は錯読をほとんど示さない。しかし、そういう場合でも、文の読みにあたっては、語の錯読は少なくない。読む範囲が広くなり、ほかの字や語の群を背景にして読むときには、字性失読や語性失読に類似した錯読を示すわけである。また、特殊な作為的条件、たとえば、故意に誤字を綴った語の読み、数個の類似した文字との鑑別、あるいは瞬間露出による読みなどの際には相当の錯読が露呈してくる。

その錯読を大別してみると、（1）字形の部分的一致、全体的類似、変位などのいわゆる形態錯誤(Formfehler)、（2）逐字読みを伴う綴りの成全の困難に由来するもの、（3）反対に文字群の全体的印象による分節の不全に由来するものの三つに分けられると思う。

第一の形態錯誤は、視覚性失読の、ことに字性失読に固有の錯読とされている（ペッツル）。私たちの症例でも、この種の誤りが多い。ことに特殊な条件のもとで検査すると――瞬間露出による読み、類似した誤字との鑑別――字形の視覚的判別の障害が明瞭になる。また、第2例については、その初期の段階において、これが主要な錯誤形式であった。これらの点から、私たちの症例は、視覚性失読として、形態錯誤をその基本的な錯誤形式としていると推定できる。

しかし、軽症期の失読では、形態錯誤のすべてが、原発的に字形把握の障害によるものと言いきることはできない。ことに長い文や長い語を読むときには、音読や意味の判読に注意を集中するあまり、個々の字の形を見誤るという二次的な現象とみなされる誤りがある。この二次的な、不注意による「形態錯誤」は、正常者にもみられる現象であるし、失語の失読にはかなりみられる現象である。したがって、私たちの症例の示した「形態錯誤」のうちには、――文の読みに際してあらわれた場合――こういう二次的現象によるものもあることに留意しなければならない。

第二の逐字読みに伴う錯読は、綴られた数個の文字群を視覚的に全体としてとらえること（成全）の困難に由来する。当然、漢字よりも仮名の綴りが難しく、短い綴りよりも長い綴りが難しい。したがって、錯読もまたそれらの場合に多い。

この形式の錯読は、失語性失読の場合にも多いので、視覚性失読に固有のものではない。むしろ失読に共通の現象といったほうがよい。失語性失読でも頭頂葉性失読でも、読まれる文字の視覚的形態の完結性が、読みの難易を決めるうえに強く影響するものと思われる。ただ、私たちの患者は、この種の錯読（たとえば、拗音や撥音をあらわす文字を逐字読みしたとき）の際、比較的容易に自分から訂正して構音的全体としてとらえて言うことができたし、それらの文字を自発的に、または書取りとして書くときには、支障がない。この点から、失語性失読と違って、言葉としての音韻的な成全に障害がないと推察できる。

第三の全体的印象にもとづく錯読も、視覚性失読に固有とはいえない。これは失語性失読にも多くみられる錯読形式であるし、後者の場合との区別は難しい。たとえば、第1例で、「めいげつ」を「めいぶつ」と読んだとき、それが視覚的な形態の誤った全体化によるものか、あるいは音韻的な形態として全体化した結果であるか、その判別は簡単にはできない。

この種の錯読が漢字に関してあらわれる場合は、字形の視覚的な分節の不十分に由来するものであるが、これは失語性失読の場合（語義失語）にもみられる。

もともと、語や文の読みに際しては、文字の視覚的認知の過程と、それを言葉として読んで理解する言語的過程とは、密接に関連しあっているから、その両者を機械的に分けて観察することが可能なのは、いずれかの過程に明瞭な限局性障害のある場合（視覚性の字性失読や運動失語性の失読など）においてのみであろう。私たちの症例の錯誤のしかたは、失語性失読と似ているが、これは、私たちの症例が失語を潜在的に伴っているというよりは、逆に失語性失読の錯読においても、文字の視覚的形態による認知の難易が、音読にあたっても、意味判読に際しても、大きな役割をはたしているからだと考える。

次節にのべる漢字と仮名の読みの難易が、常識的な予想に反して、かえって漢字のほうが読みやすく、失語性失読と似た傾向にあることも、さほど不思議ではないと思われる。

2　漢字と仮名の読みの比較

私たちの失読例では、漢字の読みは仮名の読みよりもはるかに容易で、音読も意味理解も、漢字のほうが速くかつ誤りが少なかった。このことは、語のカードの選択の検査などで明らかで、漢字は仮名に比して選択の時間が短い。文になると漢字と仮名の差はさらに著しくなり、漢字のほうをはるかに容易に読み、錯読もまた少ない。

ただ、第2例では、ごく初期の字性失読の段階では、漢字のほうが難しい印象をうけた。しかし、その期間が短かったため確実なことはいえない。それに続いた語性失読の段階で漢字と仮名の読みを比較すると、しだいに漢字のほうが容易となる傾向が示された。

失読例について漢字と仮名の読みを比較することは、検査条件が複雑なため（漢字の字形の独自性、その熟知度、仮名の綴りの長短、検査の順序、検査時の疲労度、ことに近ごろ問題になっている視覚的な閾値の動揺など）、それをコントロールすることが難しく、したがって、正確には判定しにくい。長い期間を通じ、回数をかさねた検査の結果で判断しなければならないが、それでもいきおい印象的判断に終わるのが通例である。私たちの症例について以上述べた比較も、むろんこの制限のもとでの判断によっている。

周知のように、失語性の失読や頭頂葉性失読では、語義失語の定型的な場合を例外として、漢字の理解は仮名におけるよりも容易である。その理由として、表意文字と表音文字という文字の性格のほかに、語として綴られた全体の視覚的形態（語像）の完結性と個別性が強く影響することが明らかにされている（小谷、阪本）。視覚性失読の場合には、後者の要因はおそらくより大きな役割をはたすであろうし、これが漢字の読みを容易にする理由と考えられる。

しかし、これは語性失読についていえることである。字性失読の場合では、個々の字形が問題になるのであるから、事情は著しく異なってくると思うが、ここではその問題にふれないことにする。

なお、私たちの軽症例で観察されたように、漢字の読みが容易であるとはいっても、それはそのまま漢字の視覚的形態をつねに正しく把握していることを意味するとはかぎらない。これは、誤字と正字との弁別の検査結果に明らかなように、文字を漠然とした印象によって判読していることが少なくない。その極端な場合は、意味を予料して見当をつけて読む場合である。たとえば、第2例で「伊太利」を「フランス」、「西班亜」を「アジア」と読むことがあったが、そのとき患者はただ外国の地名であることを予想して読んでいた。ベーリンガーとシュタインが予感（Ahnung）と呼んだ現象であろう。ふつうはこれほど極端に視覚的形態を無視して読むことはなく、意味の予料は、錯誤よりはむしろ正しい読みを助けることが多い。漢字の読みには多かれ少なかれ、この予料がはたらいていて、文の読みにあたっては文脈（意味上の）がこの予料を促進すると考えられる。漢字がたとえ正しく把握されなくても読みやすい理由のひとつであるといえよう。

3　文の読みについて

私たちの症例で、ふつうのいわゆる〝漢字まじり文〟を読むときと、仮名で綴られた文を読むときとでは、文の読みの態度がかなり違っている。仮名文でも分かち書きをしてある文とそうでない文とでは、また多少違う。

ふつうの漢字まじり文の読みでは、漢字であらわされた名詞、形容詞、動詞に注目し、これを容易に読み、仮名であらわされた助詞、接続詞、語尾活用を読み違えたり、読みおとす傾向がある。つまり後者は前者に付着したまま「語節」として読まれることが多いのであるが、その場合、後者だけを誤る傾向がある。たとえば「○○を」というのを「○○と」というように錯読することが多く認められる。これとは別に、仮名の綴りが長いときは、逐次読みのため意味が通じなくなったり、逆に誤った全体化をして読み流すことが多い。

この場合、助詞その他の文法的な部分を誤る点は、形式的にみると明らかに文性失読である。「文の失読」についてアジュリアゲラとエカンは「患者は主として名詞、ついで動詞に注意し、前置詞など（ゴルトシュタインのいう〝文の小部分〟）を無視し、それによって結ばれている語相互の関係に留意しない」といっている。また、失読の回復に際して患者の読みの理解が制限されている点については、「理解はしばしば主要語に粘着して文の小部分は読まれなかったり、あるいは誤って読まれる。そこで、語尾屈折の形や接続の形が無視されているか、またはその語がとらえられない」とのべている。

文の失読を、単に文の水準における失読というような漠然とした規定に終わらせずに、上述のような、いわば失文法的な読みをその標識とするならば、漢字まじり文に関しては、文性失読を症状論上の失読の群であるとみなすことができる。その点は、欧米語の文よりはいっそう明瞭にあらわれるのではないかと思う。というのは、漢字まじり文では、文の主要語が主に漢字で書かれ、漢字がより容易に読まれるという特殊な条件が加わっているからである。

しかし他方、仮名綴り文の読みにおいては、事情はむしろ逆になって、上記の失文法的な標識はかえって明瞭を欠くようである。ここでは、主要語をあらわす文字群と文法的部分をあらわす文字群との間に、形態上の区別はないからである。患者は逐字読みに傾き——仮名は多く一字一音節なので、いっそう syllabisches Lesen をきたしやすい——主要語も文の小部分もほぼ同様な逐字読みをする。また、仮名綴りの文を分かち書きしてある場合は、「語節」としてまとめて読むことが比較的多くなるが、しかし、助詞その他の小部分をとくに読み誤る傾向は漢字まじり文の場合ほど多くはない。いずれにしても、仮名綴り文では漢字まじり文を読む場合よりも、文性失読の形式的な特色ははっきりしない。仮名で綴られた文の主要語は漢字で記された場合のようには視覚的形態上の完結性と個別性に乏しいことがひとつの理由ではないかと思う。

読むことと書くことの違いはあるが、多くの失語では、漢字を容易に書き、仮名を書きえないかまたは書きそこなう。漢字まじり文を書かせると、しばしば漢字があらわす文の主要点を書き、「書かれたる失文法」(井村)を呈する場合がある。この場合、文が漢字まじり文であることが条件であるが、これとほぼ同じ条件が視覚性の文の失読にも必要なわけである。言いかえると私たちの例における「失文法的な読み」は、真の失文法と違って、内言語過程における文図式の障害とは関係がなく、主として読まれる文字群の視覚的形態に依存するものと思われる。

以上、私たちは視覚性失読の際の文の読み(ことに漢字まじり文と仮名綴り文の読み)について検討し、視覚性失読を文字に関するゲシュタルト形成の障害とみなして考察した。文の読みを問題にする場合には、ほかに考慮しなければならない側面がある。たとえばDyslexieとの関係が問題になる。しかし私たちがここで扱った諸点、つまり、錯読形式、漢字と仮名の読みの比較、文の失読の形式などの広義の〝言語学的な〟考察とは直接関係がないので省略したい。

注

(注1)　検査の際、患者に読ませる文字の種類によって、字性失読とも語性失読とも解されるという、判定上のわずらわしさが欧米語の場合よりも多い。英語でも、たとえば〝i〟という単字が同時に〝I〟という語になる場合があって、字性と語性の区別には問題があるとクリッチュリーは指摘している。この一字一語の傾向は仮名の場合にはもっと多いし、漢字にいたっては無数といっていいほどである。漢字はもともと表語文字であるし、仮名も音節文字で、欧米の単音文字とは異なる。そこで、日本文字の場合は、何を語性失読というか問題なのであるが、ここでは便宜上、二字以上の字で綴られた語を読めないときを語性失読とよぶことにする。

文献

（1）井村恒郎「失語――日本語における特性」精神経誌、四七巻、一九六頁、一九四三年。（本書六五―一〇八頁）
（2）小谷庄四郎「失読・失書症の一例――特にその失読症の二三の病心理学的特徴に就て」実験心理学研究、二巻、三三三頁、一九三五年。
（3）阪本三郎「失語症における漢字仮名問題への寄与」大阪日赤誌、四巻、一八五頁、一九四〇年。
（4）Ajuriaguerra, J. de et Hécaen : *Le cortex cérébral*. Masson, Paris, 2éd., 1960.
（5）Beringer, K. u. Stein, J.: Analyse eines Falles reiner Alexie. *Z. Neurol.*, 123: 472, 1930.
（6）Critchley, M.: *The Parietal Lobes*. Arnold, London, 2 ed. 1955.
（7）Lange, J.: Agnosien u. Apraxien. *Bumke-Foerster's Hdb*. Neurol. VI, Springer, Berlin, 1936.
（8）Pötzl, O.: Die *Aphasielehre vom Standpunkte der klinischen Psychiatrie. I. Die optisch-agnostischen Störungen.* Deuticke, Leibzig u. Wien, 1928.

解　説

大東祥孝

本書に収載されたのは、井村恒郎による失語症関連の主要四論文である。最初の、失語症についての総説といってよい論考「失語症」は、一九五四年、『異常心理学講座』(みすず書房刊)の第一巻に掲載されたものである。二番目の「失語——日本語における特性」は、一九四三年に「精神神経学雑誌」に掲載された論文で、第四〇回日本精神神経学会総会での宿題報告として発表された講演のまとめである。三番目の「失語の意味型——語義失語について」は、事情があって専門誌には発表されなかったが、一九六五年に執筆され、一九六七年、みすず書房から出版された『精神医学研究Ⅱ』に採録された論文である。最後の、「文の失読について」は、一九六一年、雑誌「精神医学」に掲載された論文で、当時、アジュリアゲラとエカン(一九六〇)によって提唱されはじめていた文の失読という症候論的概念が、日本でもみとめられるか否かを論じたものである。したがって、公表された時期からいうと、二番目の「失語——日本語における特性」がもっとも早い時期、それも戦前に書かれ、公表された論文であることになる。

以上四論文すべてにおいて、井村恒郎の創意になる重要な失語概念が登場し、彼でなければ書きえなかった卓越した論考を、一層輝かしいものとしている。それが、「語義失語」であった。一九四〇年代から六〇年代という時期に、失語論というヨーロッパで生まれ育った領域において、「語義失語」という日本を発祥の地とする秀逸な失語像が提起され、展開されていったことは、驚くべきことであった。そこで蒔かれた種は、斯界に引き継がれ、半世紀後、欧米から提唱された「意味痴呆 Semantic Dementia」と結びつき、大きく開花することになる。

したがって、この解説ではまず、語義失語が最初に登場する「失語——日本語における特性」から始めることにしたい。失語研究は、当初はもっぱら仏独英など欧州において行われたため、失語症状はフランス語、ドイツ語、英語などでどのような表現型をとるかが記載されていた。日本に失語症の概念が紹介されはじめたのは一八九〇年代からで、その後二〇世紀に入ってまもなく、日本語における失語症状の特性に関心がもたれはじめた。主に書字言語における漢字・仮名の障害の解離に注目した報告が一九四〇年代までにかなりの数に及んでいた。一九四三年、精神神経誌に宿題報告の講演原稿として掲載された井村の「日本語における特性」論文は、こうした経緯をふまえての論考であった。井村は、すでに一九四一年に、同様のタイトルの論説を「医事公論」に発表しており、一九四三年の論考はこれをさらに洗練し、語義失語という類型を明確にして提起しつつ、内容を洗練・充実させたものである。

井村の失語の類型に対する考え方は、あくまで臨床像を重視する信念に裏打ちされたものであった。「失語の状態像とその経過は複雑多彩であるため、その整理は図式化の傾向を免れない。たとえ定型例を選択するとしても、その選択の過程に図式化の作為が加わる。かかる図式化が原理的な基準に準拠しているとは確認し難い今日、失語の分類は畢竟一部の学者のいうごとく〝便宜的な図式〟にすぎない」と述べ、あくまでも症候論的な観点から、(1)運動失語（純粋語唖、ブローカ失語）、(2)感覚失語（純粋語聾、ウェルニッケ失語）、(3)健忘失語、(4)語義失語、(5)その他（伝導失語、全失語、小児失語）に類型化している。注目すべきは、超皮質性失語がそのままの類型としては含まれていないことと、井村の独自な発想に基づく「語義失語」が主要類型の中に登場していることであろう。彼にとって超皮質性失語というのはあまりにも多彩であって、類型としては問題が多すぎるため採用されず、代わりに、超皮質性失語として記載されてきた病像の一部と考えられるけれども、独自の確実な失語型とみなしうる「語義失語」を、臨床類型に加えることになったのである。

語義失語の臨床的特徴は、(1)聴いた語句の意味の充足が遅延したり、欠如したり、あるいは方向を誤る、(2)語健忘と語性錯語と一種の失文法を呈する。とくに語健忘の程度は強く、普通の健忘失語ではみられない語の再認の障害を伴う（検者が正答を示しても、それを正答と認めることができない）、(3)意味理解が不十分であるが模倣が可能という点では反響語といいうるが、意味を理解せんとする心構えは十分にみとめられる、(4)文字言語については、日本語に特有の失書、失読がみとめられる。他の失語型とは逆に仮名よりも漢字に障害が強く、かつ漢字を表音文字のごとくに使う傾向がみられる、といった点にある。

同論文では、こうした類型化を行ったうえで、失語の日本語の特性として、文法と文字の問題をとりあげている。文法に関しては、文の形態部（morphème）と意味部（sémantème）を区別する。前者は、関係部、形式語とも称され、それ自身独立しては意味を指示しないが、文中にあって文の構造を決定し、文の全体的意味を規定する部分であるのに対し、後者は、観念部、観念語とも称され、それ自身独立して意味を担う。日本語の場合、失文法には二通りある。ひとつは運動失語、感覚失語でみられる「形態部」の粗略化、誤用であり、今ひとつは、語義失語でみとめられる文法障害で、談話の文脈の不統一を示す文表現がみられ、意味の統一的な表現に必要な文の完結性の欠如がその特徴である、とされる。

一方、文字の問題としては書字言語における漢字・仮名問題がとりあげられる。一般に失語症では、漢字に関して軽微で仮名に関して顕著であることはすでに確認されていたけれども、語義失語に関しては、逆に漢字に強く、仮名においては軽微であることが指摘されている。特徴的なのは漢字の類音的錯書（たとえばヒト→悲退、イス→易見、など）や、音訓の誤用読み（相手→ソウシュ、大抵→オオテイ、三日月→サンヒツキなど）である。漢字は厳密な意味での表意文字であるのではなく、多分に表音文字化されていて、意味と語音から構成される表語文字であることや、同音異義の漢字が多いことが、こうした症候に関連しているのであろうと想定している。

次に、語義失語を直接論じている「失語の意味型——語義失語について」（一九六五）に関して、解説しておこう。語義失語を提唱してからすでに二〇年以上を経過して、あらためて書きおろされた論文である。ゴルトシュタイン（一九一七）は『超皮質性失語』という集大成的著作を世に問うているが、井村によれば、彼のいう「真の超皮質性失語」というのが、おおむね語義失語に相当するという。ゴルトシュタインによれば、これは超皮質性混合型第一型にあたるもので、語音が正しくききわけられながら語義が正しく理解できない点に特色があり、同時に、思考に関連した文法の障害がみられ、喚語の困難もみられるという。井村は、これを敷衍して、ブローカ失語やウェルニッケ失語が、語や句の音韻的形態の形成に関する障害という意味で失語の音韻型（phonetic form）とすれば、語義失語は失語の意味型（semantic form）とみなしうると述べている。

そして、語義失語を提唱した当時をふりかえり、失語論においては全体論的論調が優位であって、強くゲシュタルト心理学の影響をうけ、語は文のなかで、文はまた話される場面において見る傾向が顕著であった時期に、語義失語という名称は、いかにも陳腐な印象を与える命名であった、と自ら述懐している。そして、こうした時代にあって、「失語の意味型を語義失語と名付けるのは、正直のところ気おくれのすることであった。しかし、事実はやはり語義の障害に重点があり、それを核心として他の随伴症状を説明すべきであった」と、自身の提案の正しかったことを再確認している。語の辞書的意味が、文や場面から相対的に自律して障害をうけうることに、井村が強い確信をもっていたことがうかがえて、興味深い。

語義失語と知能に関しては、「語義失語の病像には、知能の障害つまり痴呆と重複していると思われる一面がある。語義失語は、見ようによっては、一種の痴呆ともうけとれるのである」と述べているのであるが、後述するように、最近では語義失語は「意味痴呆」と称される病型の中核症状であることが確認されてきていることを考えると、井村の先見の明に驚かされずにはおれない。興味深いのは、反古典論者であったマリーの失語論に対して、一定の理解を示している点である。「マリーが真の失語は一つであると極論し、それは一種の痴呆であると言ったときは、彼自身の多年の経験にもとづいた意見で、その含蓄はきわめて深いと思うのだが、ブローカのみた症例の脳髄まで引き合いに出して〝失語論の改訂〟を企てたのは衝撃的なことであったろう」と語る井村は、一見、距離をおいているようにもみえるけれども、実際にはマリーのよき理解者であったのではないか、とも思われるのである。

語義失語の病因については、結構「脳軟化」例が含まれているけれども、これらはどちらかといえばウェルニッケ失語の回復過程にみられる病像であり、「ウェルニッケ失語を初期症状としないで、最初から語義失語の病像を呈している場合がある。著者はそれを定型例とみなしているのだが、既往歴に健忘失語の存在が推察される場合もある。その後の経過は、語義失語の病像がそのまま悪化し、徐々に痴呆におちいるようである。側頭葉の第二、第三回から頭頂葉にかけての進行性でびまん性の病巣が推定されるが、病巣に関しては推測の域を出ない」と井村が述べる「定型例」というのは、まさしく今日脚光をあびているところの「意味痴呆」そのものであるといってよいだろう。

さて次に、井村の失語論の総説である最初の論文（一九五四）に眼を転じよう。まず、失語症研究における二つの潮流（全体論と局在論）を一九世紀初頭にまでさかのぼって、その研究史を克明かつ的確に記載し、執筆当時の状況までを述べているが、「その歴史をつらぬく静態的・局在的見方と力動的・全体論的見方との対立は、戦後におよんで、いずれの側もより洗練されてきてはいるが、依然として持ち越されている」という著者の見解は事実その通りであって、実は今日に至ってもなお、かたちをかえて存続しつづけているところがある。一般の認識としては、広い意味の局在論が勝利を収めたかのように語られることが多いし、研究の動向は局在論を前提として進んでいるようにみえるけれども、どのようなテーマであれ、深く追求してゆくと、単純な局在論では収まりきらない側面が立ち現れてくることに気づかれるのである。

井村の失語の類型論は、臨床に徹する立場といってよいもので、「失語症をその発現の規制によって分類することは、現在では不可能なこととみられている。たとえむかしの名称がつかわれても、それは現象的な類型別をいうにとどまるものであって、記述の便宜のための分類である」と端的に述べているが、これはいかにもその通りであって、安易に図式的解釈に頼ろうとする姿勢に対する正当な警鐘であるといってよい。ウェルニッケ－リヒトハイムの図式は、たしかに数多くの失語の説明図式のなかで現在まで生き延びているという側面はあるけれども、その問題点や限界はすでに明確にされているのであるから、決して図式が先にあるのではなく、臨床像こそがその都度、われわれにとって導きの糸とならねばならない。そういう文脈で、井村は超皮質性失語には問題が多すぎることを指摘し、その中で、臨床的単位として比較的まとまった病像をとりだして、これを語義失語となづけたのである。

この総論は、失語症の症候論の丁寧な記載にもっとも重点がおかれている。たとえば表現面では、(1)言葉の啞、(2)残余語、(3)喚語の困難、(4)失文法、(5)錯語（単音または音節の水準での錯語と語性錯語）、(6)錯文法などが、記述されている。音声言語に字性錯語という表現を使用するのは間違っているという理由から、音節性の錯語という表現が使用されている。文字言語の障害にも多くのページが割かれており、ふつうの失語性失読・失書と対比しながら、語義失語における失読・失書の特異性が強調されている。

最後の失語症者の脳では、言語領域について述べられているが、「どんな失語症状群があらわれるかは、病巣の部位すなわち局在だけではきまらない」ことが強調されているのが印象的である。「もともと失語症候群は、脳の一定部位の機能の脱落を直接にあらわすものではなく、そういう局在した病巣をもつ脳全体の反応仕方を示すものである」と述べ、井村のジャクソンへの親和性（陰性症状と陽性症状）をあらためて明らかにしていると言えよう。

本書の最後に採録された「文の失読について」（一九六一）は、最初に述べたように、日本でも文の失読というものが存在するか、あるとすればどのような表現型をとるか、をテーマにした学術論文である。軽微な視覚性失読と純粋失読の症例を通して、この問いに答えることを試みている。結論からいうと、日本語の場合は、漢字・仮名まじり文と仮名で綴られた文、分かち書きをした文で、それぞれ違った傾向が認められている。漢字・仮名まじり文では、漢字の部分の読みが比較的よく、形態部にあたる仮名の読み違えが目立つため、結果的に失文法的で、文の失読に近い表現型をとったが、仮名文では逐次読みの傾向が前景に出るため、意味部も形態部も読みの困難に差がみられず、文の失読の特徴は必ずしもはっきりしなかった。こうした結果から、対象となった症例でみられた失文法的な読みは、真の失文法ではなく、読まれる文字群の視覚的形態に依存するものと考えられる、と結論づけられている。

以上で、本書に収録された四論文の概略は説明したことになるが、繰り返し述べてきたように、井村の失語論をもっとも独創的なものとしているのが、彼の「語義失語」概念であることは疑い得ない。語義失語は、その後、笹沼ら（Sasanuma et al. 1975）によって「漢字に選択的な失語」として国際誌 *Neurology* に紹介され、日本で見いだされた特有の失語型として、すなわち"Gogi-aphasia"として、世界的に知られるようになる。しかしながら、その普遍的な意義が確立されるのは、「意味痴呆」の中核症状が、実は「語義失語」そのものに他ならないことが明らかにされた時点においてであった。「意味痴呆」は、最初、スノーデンら（Snowden et al, 1992）によって報告されたもので、進行性の言語の意味記憶の障害がその特徴であるとされた。「意味記憶 Semantic Memory」というのは、タルヴィング（Tulving, 1972）によって、エピソード記憶とともに提唱された概念である。エピソード記憶というのは個々人の一回きりの体験の記憶であるのに対し、意味記憶は、言語のように、いつどのように習得されたか必ずしも明確ではない知識の記憶を指す。エピソード記憶が障害されると、いわゆる健忘症状群を呈する。数時間前、昨日、あるいは一週間前に自分が何をしていたか、といった記憶が想起されない病態で、側頭葉内側面の海馬、乳頭体、前脳基底部などの両側性損傷で生じることが知られている。一方、言語の意味記憶の障害は、強い語健忘があって、一見、失語のようにみえるが、失語における理解の障害とは違って、語の意味そのものが喪失してしまうのである。すなわち語の意味記憶障害である。こうした病態が生じるのは、左半球優位で両側性の側頭葉前部、中側頭回〜下側頭回の萎縮性変性病変によることがおおむね確認されている。

ここでいう「意味痴呆」における意味記憶障害が、まさに日本で、井村によって記載されてきた「語義失語」であることに気づいたのが、田邊敬貴（一九九二）であった。こうして、井村が特異な失語類型とみなしていた障害は、実は失語というよりも語の意味記憶障害としてよりよく理解しうるものとなったのである。語義失語は特段に日本においてみられる特異な失語型なのではなく、欧米でも日本でも同じようにみとめられる意味記憶障害の、日本語における表現型である、という認識が、今日では一般的となっている。

井村（一九四三）がつとに述べているように、失語における日本語の特性を考究することは、それ自体としてたしかに意義のあることであるが、逆に、「失語における日本語の特性を通じて考察することによって、これまでの失語症候論一般に幾ばくかの知見を補うことも可能である」のであって、語義失語の特徴を追求することによって、意味記憶障害の本態に迫ることも現に行われつつある。

こうして、語義失語はその意義をあらためて世界に知られることになったのであるが、この過程で多大な役割を果たした田邊敬貴は、「語義失語と意味記憶障害」（「失語症研究」誌所収）というシンポジウム講演論文の最後において、「語義失語という失語像により語の意味を考える場を与えて頂いた在天の井村恒郎先生に深謝致します」と記している。二人の秀でた研究者が、世代を超えて、「語義失語」を介して劇的な邂逅を果たしたというべきであろう。真実を追い求める真摯な魂の、時を越えた稀有な出会いに、深い感動を覚えるものである。

（京都大学名誉教授・神経心理学）

初出一覧

失語症　『異常心理学講座』第一巻、みすず書房、一九五四年
失語――日本語における特性　精神神経学雑誌、第四七巻、一九六―二一八頁、一九四三年
失語の意味型――語義失語について
野上芳美・浅川和夫との共著、『精神医学研究Ⅱ』二九二―三〇三頁、みすず書房、一九六七年
文の失読について
木戸幸聖・松山巌・阿部洋太郎との共著、精神医学、第三巻、七五九―七六五頁、一九六一年

刊行にあたって

一、本シリーズは、現代精神医学の発展を支えてきた医学者による名著を中心に、人間理解への卓越した視点に基づく著作を新たに編纂し、刊行するものである。

一、収録論文の初出は巻末の初出一覧に示した。

一、巻末には解説者による本書初出の解説を付した。

一、刊行にあたり、全篇新字体・新仮名遣いに改めるとともに、適宜現代的表記を用いた。また、今日において差別的、不適切と思われる表現も著者の執筆意図、時代背景を重視し、そのまま収録した。

著者略歴

（いむら・つねろう，1906-1981）

1929年京都帝国大学文学部哲学科卒業．1940年東京帝国大学医学部卒業．同大学付属病院精神科副手ののち，1940年外来診療所医長．下総療養所，国立国府台病院等を経て，1952年国立精神衛生研究所心理学部長．1955年日本大学医学部精神神経科教授．1973年同大学名誉教授．訳書にアレクサンダー『理性なき時代』（みすず書房）ホルネイ『精神分析の新しい道』（日本教文社）フロイト『自我論』（人文書院）『精神分析入門』上下（日本教文社）ほか．

《精神医学重要文献シリーズ Heritage》

井村恒郎
失語症論

2010 年 5 月 10 日　印刷
2010 年 5 月 20 日　発行

発行所 株式会社 みすず書房
〒113-0033 東京都文京区本郷 5 丁目 32-21
電話 03-3814-0131(営業) 03-3815-9181(編集)
http://www.msz.co.jp

本文印刷所 萩原印刷
扉・表紙・カバー印刷所 栗田印刷
製本所 青木製本所

ISBN 978-4-622-08236-1
［しつごしょうろん］

精神医学重要文献シリーズ Heritage

統合失調症の精神症状論	村上　仁	3360
誤診のおこるとき	山下　格	3360
統合失調症 1・2	中井久夫	I 3360 II 続刊
老いの心と臨床	竹中星郎	3360
失語症論	井村恒郎	
妄想論	笠原　嘉	3360
精神医学と疾病概念	臺弘・土居健郎編	続刊

（消費税 5%込）

みすず書房